卒中相关非运动症状
多学科管理专家共识

赵性泉　王春雪 ◎ 主　编

U0302120

科学技术文献出版社
SCIENTIFIC AND TECHNICAL DOCUMENTATION PRESS

·北京·

图书在版编目（CIP）数据

卒中相关非运动症状多学科管理专家共识 / 赵性泉，王春雪主编. —北京：科学技术文献出版社，2022. 12

ISBN 978-7-5189-9736-7

Ⅰ. ①卒… Ⅱ. ①赵… ②王… Ⅲ. ①脑血管疾病—研究 Ⅳ. ① R743

中国版本图书馆 CIP 数据核字（2022）第 199916 号

卒中相关非运动症状多学科管理专家共识

策划编辑：蔡 蓉 责任编辑：段淑娟 栾璟煜 责任校对：张永霞 责任出版：张志平

出 版 者	科学技术文献出版社	
地 址	北京市复兴路15号 邮编 100038	
编 务 部	（010）58882938，58882087（传真）	
发 行 部	（010）58882868，58882870（传真）	
邮 购 部	（010）58882873	
官 方 网 址	www.stdp.com.cn	
发 行 者	科学技术文献出版社发行 全国各地新华书店经销	
印 刷 者	北京地大彩印有限公司	
版 次	2022 年 12 月第 1 版 2022 年 12 月第 1 次印刷	
开 本	850×1168 1/32	
字 数	164千	
印 张	9 彩插8面	
书 号	ISBN 978-7-5189-9736-7	
定 价	49.00元	

《卒中相关非运动症状
多学科管理专家共识》
编写委员会

主　编：赵性泉　王春雪

编委会（按姓氏拼音排序）：

杜怡峰（山东省立医院）

付建辉（复旦大学附属华山医院）

傅　瑜（北京大学第三医院）

黄晓松（湖南省第二人民医院）

冀瑞俊（首都医科大学附属北京天坛医院）

鞠　奕（首都医科大学附属北京天坛医院）

李菁晶（首都医科大学附属北京天坛医院）

刘广志（首都医科大学附属北京安贞医院）

卢佩琳（浙江大学附属邵逸夫医院）

马　英（川北医学院附属医院）

聂志余（同济大学附属同济医院）

宋海庆（首都医科大学宣武医院）

孙林娟（中国中医科学院西苑医院）

王海峰（宁波李惠利医院）

吴孝苹（成都市第一人民医院）

张　宁（首都医科大学附属北京天坛医院）

张海萍（首都医科大学宣武医院）

参与编写人员（按姓氏拼音排序）：

陈　勇（北京大学第三医院）

陈文洁（中国中医科学院西苑医院）

陈芷妍（中国中医科学院西苑医院）

杜毅达（中国中医科学院西苑医院）

樊雪鸣（中国中医科学院西苑医院）

何春颖（中国中医科学院西苑医院）

姜睿璇（首都医科大学附属北京天坛医院）

李佳树（首都医科大学附属北京天坛医院）

刘日霞（首都医科大学附属北京安贞医院）

王　敏（中国中医科学院西苑医院）

王　铄（首都医科大学附属北京天坛医院）

王　琰（首都医科大学附属北京天坛医院）

詹　敏（中国中医科学院西苑医院）

张　佳（首都医科大学附属北京天坛医院）

张海岳（首都医科大学宣武医院）

周田田（首都医科大学宣武医院）

主编介绍

赵性泉，主任医师，教授，博士研究生导师，博士后合作导师，首都医科大学附属北京天坛医院神经病学中心主任、党总支部书记，血管神经病学科主任。

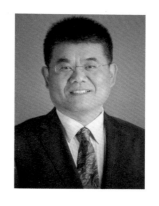

在学科领军人物王拥军教授的带领下，将北京天坛医院神经病学中心逐步建设成为国内一流、国际知名的神经病学中心。2017—2021年，北京天坛医院神经病学中心连续荣获中国医院科技影响力排行榜神经病学专业第一名。

现任国家卫生健康委员会脑卒中防治专家委员会出血性卒中内科专业主任委员、北京脑血管病防治协会副会长、中华医学会神经病学分会秘书长、中国卒中学会卒中与眩晕分会主任委员、北京医学会神经病学分会副主任委员等。

以第一或通信作者发表 SCI 收录论文 80 余篇，影响因子 400 余分。荣获国家科技进步奖二等奖 2 项，省部级科技进步奖 8 项。入选"国家百千万人才计划""登峰计划""学科带头人"等，被授予"有突出贡献中青年专家""国之名医"等荣誉称号，享受国务院政府津贴。

王春雪，主任医师，教授，博士研究生导师，博士后合作导师。首都医科大学附属北京天坛医院神经精神医学与临床心理科主任，睡眠医学中心主任。中国卒中学会睡眠医学分会副主任委员，北京神经内科学会副会长及神经精神医学与临床心理学专业委员会主任委员，

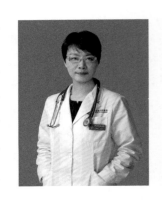

北京脑血管病防治协会医体融合与脑健康专业委员会主任委员。《中国卒中杂志》副主编及编辑部主任。

长期从事脑血管病及其危险因素的全面管理、情绪睡眠认知及行为障碍性疾病的诊断与治疗工作。在国内外发表论文 100 余篇，作为主编或副主编出版专业书籍 6 部。主持并参与国家级、省部级科研课题多项。参与多部指南及专家共识的编写及制订。曾获北京市三八红旗手称号。2020年率领团队荣获北京市三八红旗集体光荣称号。

2015 年，组建神经精神医学交叉学科，是中国首次将神经科学、精神医学、心理学和睡眠医学整合为一体的跨专业综合性创新学科。

前　言

　　目前中国脑血管病患病人数高达 2876 万，且每年有 394 万的新发患者，这意味着有更多的家庭会面临这种灾难。首都医科大学附属北京天坛医院脑血管病团队的研究表明，中国人群的脑血管病发病年龄比西方人群年轻 10 岁且逐渐年轻化。随着脑血管病诊疗体系的不断完善和治疗手段的精进，中国卒中患者的死亡率不断下降，越来越多的卒中患者得以长期生存。然而在长期生存的过程中，卒中患者和他们的家庭面临的挑战不仅仅是需要坚持规范的二级预防措施以防止复发，持续的康复训练以减少残疾，还面临着提高生活质量和生命尊严的挑战，这些现实问题，是脑血管病工作者和患者每天都需要克服的困难。

　　作为脑血管病的专业医师，我们深切地感受到非运动症状对卒中患者的困扰在很大程度上影响着他们的生活质量和生命尊严，以及由此带来沉重的家庭照料负担和医疗资源的消耗。卒中相关的非运动症状中，有很大一部分都是跨专业、跨学科领域的问题，需要多学科团队共同参与管理。目前脑血管病诊疗方面的专家共识和专业指南多聚焦于卒中急性期管理、二级预防以及康复阶段的运动症状，对非运动症状的系统化管理关注较少，更缺少对其诊疗细节的归纳和总结。因此迫切需要多学科专家团队针对常见的卒中相关非运动症状进行证据的汇总、筛选、分析并达成共识，形成专业化建议。基于此，北京脑血管病防治协会成立《卒中相关非运动症状多学科管理专家共识》（以下简称《共识》）编写委员会，组织多学科专家编写本共识，形成对卒中相关非运动症状临床诊疗和管理的初步建议，以期更加全面和规范地服务于卒中患者。

前庭症状是影响脑血管病患者运动功能和日常生活质量的重要因素。头晕、平衡感下降带来的行走受限，对症状的焦虑和恐惧，对生活掌控感的自信心不足，跌倒风险的增加会伴随卒中患者的全病程。如何更好地诊断卒中相关前庭症状并制订针对性解决方案？《共识》编写委员会特邀北京天坛医院头晕/眩晕团队鞠奕教授进行专题论述。

此外，相当多的卒中患者在病后会出现不同程度的情绪低落，悲观绝望伴有焦虑的情绪，对卒中复发和死亡的恐惧，甚至出现精神行为异常。这些问题既与明确的中枢神经系统的解剖学损害、脑网络以及神经递质功能异常直接相关，也同时伴随着复杂的心理、社会、文化、经济等因素的影响。伴有焦虑、抑郁情绪或精神症状的卒中患者的不良预后，包括卒中复发、残疾及全因死亡的风险显著增加。卒中后情绪或精神症状也给照料者带来极大的精神压力和照料负担。北京天坛医院精神心理团队一项卒中后抑郁全国多中心队列研究发现，42.8%的卒中后1年生存期间的患者达到了抑郁症的诊断标准，而这期间对抑郁状态进行治疗的患者比例不足 6%。伴有抑郁情绪的患者在 1 年内卒中复发的相对风险增加 49%。国外的研究也提示卒中后抑郁同样会增加卒中相关残疾和死亡的风险。即使轻型卒中仅遗留很少的肢体功能障碍，其抑郁症的发生率也高达 26%。北京天坛医院团队的另外一项关于卒中患者自杀观念的研究显示，卒中后 1 年内有 6.6% 的患者存在严重的自杀观念，其中卒中复发、睡眠障碍、抑郁情绪和功能残疾是最重要的自杀观念预测因素。这些问题的处理需要精神心理交叉领域专业知识。《共识》编写委员会特邀北京天坛医院神经病学中心李菁晶教授编写卒中相关情绪及精神症状的管理建议。

卒中后认知障碍相当普遍，其中超过 1/3 的患者达到了痴呆的诊断标准。目前对痴呆的治疗和照料都面临巨大挑战。如何应对脑血管病患者认知障碍早期筛查、早期干预和科学照料等众多问题？《共识》编写委员会特邀宣武医院宋海庆教授进行全面阐述并分享专家见解。

"You are what you eat"这句英文谚语在中国文化背景下，可以理解为"民以食为天"。卒中患者康复期间合理的饮食、均衡的营养是重要但目前关注不足的问题。卒中患者的营养管理不是吃好吃饱的小事，而是关系到卒中结局甚至患者死亡率的大事。卒中后，因多种病理生理和心理以及护理的问题，患者营养不良高发。营养摄入不足或不当会全面损害人体的内环境和脑健康，增加不良预后的风险。对卒中患者营养的管理涉及脑血管专业、营养专业、消化专业以及护理等多学科内容。如何在卒中的全病程中给予患者最佳的、个体化的营养支持，是需要多学科团队合作的科学问题。《共识》编写委员会特邀北京天坛医院神经病学中心冀瑞俊教授针对卒中患者的吞咽功能、消化功能、营养评估、营养摄入等问题进行深入细致的阐述。

睡眠障碍是慢病患者的常见问题，其中卒中患者的睡眠障碍更加突出。卒中后大脑结构和功能发生损害，对睡眠质量具有破坏性的影响。同时，叠加的各种心理社会环境、药物等因素，可导致睡眠质量进一步恶化。睡眠障碍在卒中患者中高发且表现形式多样，包括入睡困难、早醒、睡眠片段化、阻塞性和（或）中枢性睡眠呼吸暂停、不宁腿综合征、快速动眼睡眠期行为异常、日间嗜睡等，不同形式的睡眠障碍常常共病，显著增加卒中患者预后不良结局，也增加跌倒等意外伤害的风险。北京天坛医院睡眠中心的研究提示，卒中后 1 年内的慢性失眠可使卒中后 6 年死亡风险增加 66%。卒中后睡眠质量下降与卒中后抑郁高度相关，显著增加卒中后抑郁的风险。《共识》主编北京天坛医院睡眠中心王春雪教授针对卒中患者的睡眠问题进行专题分享。

疼痛作为第五大生命体征，是生活质量的大敌。卒中患者可以伴发不同程度的感觉异常，其中病理性疼痛是最难处理的临床问题。疼痛常伴有情绪和（或）睡眠的困扰，如果同时合并认知障碍或多器官系统性疾病，其处理将会更加复杂和棘手。持续的病理性疼痛可严重影响患者康复和二级预防的质量，也显著提高抑郁、焦虑、失眠的严重程度，甚至增加自杀的风险。《共识》编写委员会特邀北京大学第三医院神经内科傅瑜教授针对疼痛的处理进行全面、深入的阐述。

脑血管病患者常伴有呼吸循环系统的问题，急性的呼吸循环系统症状常危及生命，慢性症状会降低生活质量。如何更好地处理卒中不同阶段心脏损害及肺部感染等并发症，以更好地支撑患者的二级预防、康复训练和日常生活，最大限度地延长生存时间，《共识》编写委员会特邀北京安贞医院神经内科刘广志教授进行深入阐述。

皮肤作为人体最大的器官，在卒中后常有不同的损害表现。皮肤的问题对生活质量的影响渗透到生活中的每个细节。人体是一个精密完善的系统，皮肤可以敏感地表达身体系统整体运行的状况，也是全身营养状态、免疫功能、情绪波动、护理质量和药物安全性的"晴雨表"。《共识》编写委员会特邀宣武医院皮肤科专家张海萍教授针对卒中患者常见的皮肤损害管理方案进行专业指导。

中医中药是脑血管病治疗和预防的重要科学手段。中西医联合治疗是临床常用的治疗手段，也逐渐得到了大量的循证医学证据支持。在卒中患者全病程管理中，中医的整体观、辨证施治、随证加减的思维方式和中药的减毒增效作用，与规范的西医西药诊疗相得益彰，优势互补，并且在我国有着广泛的群众基础和文化认同。《共识》编写委员会特邀中国中医科学院西苑医院的脑病专家孙林娟教授以中医脑病的视角,编写中医中药在治疗卒中相关非运动症状方面的理念和具体方法,以供脑血管病专业医务工作者参考。

由于篇幅所限,在经过多次专家的集体讨论后,《共识》仅聚焦以上 9 个临床常见的方面,虽然不能穷尽卒中相关非运动症状的全部内容,但希望能够抛砖引玉,促进卒中相关非运动症状得到更多的关注和研究,从而更好地促进卒中患者的全面康复,提高患者生存期间的生活质量。在此衷心感谢各专业领域专家同道的大力支持,同时也感谢撰写团队的秘书张佳博士的协助以及科学技术文献出版社各位编辑的审校工作。

2021 年 9—12 月,北京脑血管病防治协会发起了针对全国 18 个省级行政区、135 家医院神经内科"卒中后患者非运动症状的相关情况"的调研,调研工作及得到的数据为《共识》的编写提供了重要的信息,在此对参与调研的所有同道表示感谢。

限于不同学科领域循证医学支持证据的级别不同,《共识》并未作出指南级别的推荐和建议,也未提供循证标准化推荐级别的标注,其目的仅希望为更多的脑血管病从业人员提供相关临床工作的参考建议。《共识》也适合神经病学、精神医学、康复医学、老年医学、全科医学、中医脑病专业的医学生学习以及卒中患者的照料者参考。尽管各位编者及团队在编写过程中尽力做到精益求精,但难免有疏忽不妥之处,恳请读者提出宝贵意见,我们后续将不断完善。

　　本书得到北京市科技计划（Z201100005620010）和国家重点研发计划（2020YFC2005304）的支持，在此一并致谢。

参考文献

[1] 王拥军，李子孝，谷鸿秋，等.中国卒中报告2020（中文版）（1）[J].中国卒中杂志，2022，17（5）：433-447.

[2] WANG W Z, JIANG B, SUN H X, et al. Prevalence, incidence, and mortality of stroke in China: results from a nationwide population-based survey of 480 687 adults[J]. Circulation, 2017, 135（8）: 759-771.

[3] 中国卒中学会急救医学分会，中华医学会机制医学分会卒中学组，中国老年医学学会急诊医学分会，等.卒中相关性肺炎诊治中国专家共识（2019更新版）[J].中国急救医学，2019，39（12）：1135-1143.

[4] BATTAGLINI D, ROBBA C, LOPES DA SILVA A, et al. Brain-heart interaction after acute ischemic stroke[J]. Critical care, 2020, 24（1）: 163-175.

[5] CHEN Z L, VENKAT P, SEYFRIED D, et al. Brain-heart interaction: cardiac complications after stroke[J]. Circ Res, 2017, 121（4）: 451-468.

[6] ZHAND X, ZHANG N, YANG Y, et al. Characteristics of obstructive sleep apnea patients with hypertension and factors associated with autotitration acceptance[J/OL]. Front Psychiatry, 2022, 12: 706275[2022-04-02]. https://doi.org/10.3389/fpsyt.2021.706275.

[7] ZHANG X, ZHANG N, YANG Y, et al. Living alone and health-related quality of life among adults with obstructive sleep apnea

in a single-center cohort study[J/OL]. Sleep Breath，2022，30：
1-7[2022-04-02]. https://doi.org/10.1007/s11325-022-02604-3.

[8] YUAN H W，WANG C X，ZHANG N，et al. Poststroke depression
and risk of recurrent stroke at 1 year in a Chinese cohort study[J/OL].
PLoS One，2012，7：e46906[2022-04-02]. https://doi.org/10.1371/
journal.pone.0046906.

[9] YUAN H W，ZHANG N，WANG CX，et al. Factors of Hamilton
Depression Rating Scale（17 items）at 2 weeks correlated with poor
outcome at 1 year in patients with ischemic stroke[J]. Neurol Sci，
2014，35（2）：171-177.

[10] SHI Y Z，XIANG Y T，YANG Y，et al. Depression after minor
stroke：prevalence and predictors[J]. J Psychosom Res，2015，79
（2）：143-147.

[11] SHI Y Z，XIANG Y T，YANG YM，et al. Depression after minor
stroke：the association with disability and quality of life—a 1-year
follow-up study[J]. Int J Geriatr Psychiatry，2016，31：421-427.

[12] YANG Y，SHI Y Z，ZHANG N，et al. Suicidal ideation at
1-year post-stroke：a nationwide survey in China[J/OL]. Gen
Hosp Psychiatry，2017，44：38-42[2022-04-02]. https://doi.
org/10.1016/j.genhosppsych.2016.09.006.

[13] HUANG J，ZHOU F C，GUAN B Y，et al. Predictors of
remission of early-onset poststroke depression and the interaction
between depression and cognition during follow-up[J/OL]. Front
Psychiatry，2018，9：738[2022-04-02]. https://doi.org/10.3389/
fpsyt.2018.00738.

[14] WANG S，WANG C X，ZHANG N，et al. The association
between post-stroke depression，aphasia，and physical
independence in stroke patients at 3-month follow-up[J/OL]. Front
Psychiatry，2018，9：374[2022-04-02]. https://doi.org/10.3389/
fpsyt.2018.00374.

[15] LI L J，YANG Y，GUAN B Y，et al. Insomnia is associated with

increased mortality in patients with first-ever stroke: a 6-year follow-up in a Chinese cohort study[J]. Stroke Vasc Neurol, 2018, 3（4）: 197-202.

[16] LI L J, YAO X M, GUAN B Y, et al. Persistent depression is a predictor of quality of life in stroke survivors: results from a 5-year follow-up study of a Chinese cohort[J]. Chin Med J（Engl）, 2019, 132（18）: 2206-2212.

[17] LIU F, YANG Y, WANG S, et al. Impact of sleep duration on depression and anxiety after acute ischemic stroke[J/OL]. Front Neurol, 2021, 12: 630638[2022-04-02]. https://doi.org/10.3389/fneur.2021.630638.

[18] FAN X W, YANG Y, WANG S, et al. Impact of persistent poor sleep quality on post-stroke anxiety and depression: a national prospective clinical registry study[J/OL]. Nat Sci Sleep, 2022, 14: 1125-1135[2022-04-02]. https://doi.org/10.2147/NSS.S357536.

[19] SABER T A S, KATTACH J C, KERBER K A, et al. Diagnosing stroke in acute dizziness and vertigo: pitfalls and pearls[J]. Stroke, 2018, 49（3）: 788-795.

[20] HABS M, STROBL R, GRILL E, et al. Primary or secondary chronic functional dizziness: does it make a difference？ A DizzyReg study in 356 patients[J]. J Neurol, 2020, 267（Suppl 1）: 212-222.

[21] 中国医师协会神经内科医师分会神经心理与情感障碍专业委员会. 卒中后抑郁临床实践的中国专家共识[J]. 中国卒中杂志, 2016, 11（8）: 685-693.

[22] 汪凯, 董强. 卒中后认知障碍管理专家共识2021[J]. 中国卒中杂志, 2021, 16（4）: 376-389.

[23] HUANG Y Y, CHEN S D, LENG X Y, et al. Post-stroke cognitive impairment: epidemiology, risk factors, and management[J]. J Alzheimers Dis, 2022, 86（3）: 983-999.

[24] WIRTH R, SMOLINER C, JAGER M, et al. Guideline clinical

nutrition in patients with stroke[J]. Exp Transl Stroke Med，2013，5（1）：14.

[25] KLIT H，FINNERUP N B，JENSEN T S. Central post-stroke pain：clinical characteristics，pathophysiology，and management[J]. Lancet Neurol，2009，8（9）：857-868.

[26] LAI J S，HARRISON R A，PLECASH A，et al. A narrative review of persistent post-stroke headache-a new entry in the international classification of headache disorders，3rd edition[J]. Headache，2018，58（9）：1442-1453.

[27] KWA M C，SILVERBERG J I. Association between inflammatory skin disease and cardiovascular and cerebrovascular co-morbidities in US adults：analysis of nationwide inpatient sample data[J]. Am J Clin Dermatol，2017，18（6）：813-823.

[28] GUO L N，NAMBUDIRI V E. Cutaneous lupus erythematosus and cardiovascular disease：current knowledge and insights into pathogenesis[J]. Clin Rheumatol，2021，40（2）：491-499.

[29] 周仲瑛. 中医内科学[M]. 北京：中国中医药出版社，2017：297-302.

[30] 王永炎，张伯礼. 中医脑病学[M]. 北京：人民卫生出版社，2007：158-170.

（赵性泉，王春雪）

目　录

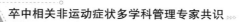

第一章　卒中相关前庭症状

一、卒中相关前庭症状概念的产生及背景

头晕、眩晕和平衡障碍等前庭症状是社区人群和门急诊患者就诊的常见主诉，每年有 15% ～ 20% 的成年人会受其影响。长期以来，头晕、眩晕等症状的概念比较模糊，多数研究未对其进行明确的区分和定义，而是常用头晕或眩晕来指代所有的前庭症状。基于此，2009 年 Barany 协会提出了前庭症状的四大症状学分类，将前庭症状分为眩晕、头晕、前庭 – 视觉症状和姿势性症状，并且对每一类前庭症状进行了明确的定义。

根据是否存在结构性损害，可将导致前庭症状的疾病分为结构性和功能性前庭疾病。根据前庭结构受累部位不同，又可将前庭疾病分为中枢性和周围性。其中卒中是中枢性结构性前庭疾病的常见病因之一，卒中所致前庭症状的发生率为 4% ～ 12.5%。相较于其他局灶性神经功能缺损症状 / 体征，SVS 及前庭相关体征常不被重视，其基本特点、演变过程和临床转归尚不明确。

为了更好地理解 SVS 在卒中发生、发展、演化过程中对患者的影响，本部分综述了相关领域研究的进展及结果，对 SVS 的特点、演变形式、检查手段及其对卒中患者

预后的影响等方面进行综述，以期帮助临床医师提高对此类症状的了解。

SVS 是指与卒中事件相关的一组前庭症状。根据卒中与前庭症状出现的先后顺序，SVS 包括以下两种类型：①卒中伴随前庭症状，即卒中前即已存在，且在卒中后持续存在或加重的前庭症状；②卒中后前庭症状，即卒中前无，在卒中后首次出现，并可能持续存在的前庭症状。

二、卒中发生前的前庭症状

（一）发作性孤立性前庭症状可能是卒中的先兆

既往研究发现，反复发作的孤立性前庭症状是潜在卒中的警示征象，但很少有研究探讨急性卒中前前庭症状发作的特点，导致此类患者易被漏诊。尽管 NINDS 的标准并未将"突发的短暂性孤立性眩晕/不稳"定义为涉及椎-基底动脉系统的 TIA，但后循环 TIA 常表现为上述症状，且被认为是后循环卒中最常见的先兆症状之一。最新一项研究显示，约 12%（55/447）的后循环卒中患者在发病前 3 个月内曾出现发作性前庭症状，其中 89% 为孤立性症状，分别发生于卒中前 1 周内（33%）、1 周至 1 个月（16%）或 1 个月至 3 个月（51%）。发作性前庭症状临床表现多样且不典型，以头晕/眩晕为主，伴（36%）或不伴（60%）不稳，持续时间多为数秒（55%）或数分钟（38%）。另有研究提示，在后循环卒中发生前两个月，出现低频（≤ 2 次）眩晕发作的患者以小脑梗死更常见，而高频（≥3次）眩晕发作的患者以脑干，尤其是延髓背外侧梗死更常见。该研究还发现15.2%（35/231）的前循环卒中患者在发病前2个月曾出现低频（≤2次）眩晕发作，10.8%（25/231）的患者出现高频（≥3次）眩晕发作，前者以基底节区受累较多，后者以皮质外区更易受累。提示除后循环卒中外，发作性前庭症状还可能与前循环卒中的发生相关。

（二）发作性孤立性前庭症状的病因鉴别

发作性孤立性前庭症状的病因诊断极具挑战性，此类症状既可见于前庭周围性疾病（如良性阵发性位置性眩晕），也可见于前庭中枢性疾病（如前庭性偏头痛或后循环TIA等），并且多数患者在就诊时症状已缓解且神经系统查体正常。由于缺乏敏感的诊断工具，很难鉴别卒中与前庭周围性疾病。诊断和鉴别诊断的核心是结合头晕/眩晕病史、床旁查体和前庭功能检查综合分析。对于伴有血管危险因素且症状趋于持续的患者，要高度警惕，严密观察病情。床旁查体发现中枢性前庭体征也可用于鉴别诊断，包括方向改变凝视诱发性眼震、头脉冲试验阴性、眼偏斜、中枢性摇头性眼震等提示中枢性病因可能，应进一步行头颅MRI检查。对于有疑问或具有潜在风险的患者，必要时跟踪观察。

三、卒中急性期的前庭症状

（一）后循环卒中所致前庭症状

急性发作性前庭症状是后循环卒中最常见的症状之一，主要发生于脑干和（或）小脑急性梗死或 TIA，偶见于脑出血。PICA 供应前庭神经内核、下核和小脑小结、蚓垂、扁桃体等部位。来自外周前庭迷路的信息通过前庭神经传入前庭神经核，后者与小脑、动眼神经核和脊髓相联系，并投射至前庭皮质。研究显示，PICA 是后循环卒中最常受累的血管，病变常表现为眩晕、头晕或不稳等症状。AICA 主要供应内耳、前庭神经核、小脑中脚和小脑前下部（包括绒球），受累时症状表现多样，可分为 7 个亚组，其中最常见的是听力和前庭功能的共同丧失，选择性前庭 / 听力功能丧失则很少见。当仅发生迷路梗死而尚未进一步演变为 AICA 颅内供血区梗死时，临床可表现为急性听力受损、耳鸣和眩晕，此时 MRI DWI 常呈阴性，给鉴别带来困难，尤其是对于伴有血管危险因素的老年患者。SCA 供应的前庭结构较少，但近期研究显示，约一半（19/41）的 SCA 供血区梗死患者出现眩晕，27%（11/41）存在眼震，病灶最常位于中央小叶翼和方形小叶。

研究显示，累及不同部位的后循环卒中所致的前庭症状类型、程度和持续时间存在显著差异。眩晕通常见于内侧 PICA 区域或脑桥 – 延髓卒中，特点为程度强、持续时间长，且伴随的自主神经症状（恶心、呕吐）较明显；而外侧 PICA、SCA 供血区，脑桥 – 中脑被盖或丘脑卒中常表现为非特异性头晕，伴随的自主神经症状较少。其背后的病理生理机制可能为小脑小结、蚓垂和内侧小脑半球直接参与了前庭和眼动信号的处理，而外侧和上部小脑主要负责感觉运动和姿势控制。

后循环卒中所致孤立性前庭症状的相关神经结构包括前庭神经核、延髓下部外侧或背外侧、脑桥旁正中和脑桥背外侧、小脑蚓部（包括蚓垂、小结和蚓锥体）、绒球、小脑脚等。mPICA 为 PICA 内侧分支，供应小脑尾侧半球内侧和下蚓部，后者包括小结和蚓垂，是前庭小脑的关键组成部分，与同侧前庭神经核紧密相连，故 mPICA 病变时可引起严重的眩晕、侧倾、躯干共济失调和眼球震颤。Choi 等发现，25.8%（34/132）的后循环梗死患者表现为孤立性前庭症状，其中 91.3% 的小脑梗死位于 mPICA 区域。

（二）前循环卒中所致前庭症状

卒中所致前庭症状通常被认为来源于后循环病变，前循环卒中与前庭症状间的关系较少被关注。前循环卒中出现前庭症状的主要原因是累及了前庭皮质，其中 PIVC 投射到所有其他前庭皮质区域，对前庭信号的整合与编码至关重要，因此被认为是前庭信息输入皮质的核心区域。PIVC 的具体位置尚未达成共识，多数研究者认为其位于顶叶后盖、岛叶后部和岛叶后皮质，由大脑中动脉供血。前庭系统与 PIVC 具有交互联系，一侧的前庭核通过后外侧或旁正中丘脑亚核，或绕过丘脑与同侧 PIVC 连接，通过脑桥或中脑投射到对侧 PIVC。多项研究表明，AVS 患者的卒中部位多位于岛叶，尤其是岛叶后部，主要为缺血性，这与前述 PIVC 位置一致。

有关前循环卒中是否会出现眩晕症状，目前的研究结果尚不一致。一方面，研究显示与脑干下部卒中所致严重眩晕和同侧倾倒趋势不同，前庭皮质损害主要表现为"高级前庭症状"，如头晕、空间知觉改变或忽视等。有研究纳入 112 例幕上卒中患者，其中 39 例患者的病灶涉及 1 个或多个与前庭皮质有关的区域，但没有 1 例患者出现眩晕症状。这可能是与中枢前庭系统的功能解剖相关，迷路的方向特异性信号沿着上升的前庭投射转换成更全面的空间位置信号；也可能是由于前庭皮质与前庭神经核团间具有双侧连接，因此前庭皮质单侧小病灶可能不会影响前庭信息的处理。另一方面，Brevern 等分析了 10 例大脑中动脉供血区梗死且表现为 AVS 的患者资料，发现旋转性眩晕和不稳是最常见的前庭症状，其他神经系统缺损症状/体征包括偏身无力、感觉减退和失语等。近期一项研究表明，40%（21/53）的幕上皮质卒中患者可出现前庭症状，其中 9%（5/53）表现为眩晕，这 5 例眩晕患者的病灶部位并无明显重叠，其中仅 2 例病灶位于目前认为的前庭皮质核心区域，即 PIVC，而有或无前庭症状的患者间整体病灶分布并无区别。这项研究提示前庭皮质的范围可能比目前所认为的更广泛，此外，也提示眩晕症状并非后循环卒中所特有，这对出现急性神经系统症状的患者分类具有重要意义。

四、卒中后前庭症状的演化情况

与其他局部神经功能缺损症状相同，急性卒中所致前庭症状可在发病后持续一段时间，导致患者功能障碍，并对其生活质量造成影响。在临床中，卒中后持续存在的前庭症状并未像其他神经功能缺损症状一样受到重视。前庭相关症状、体征未被纳入 NIHSS 可能会影响对患者功能恢复的整体判断。研究显示，在 NIHSS 无显著差异的后循环卒中患者中，伴有眩晕症状的患者出院时 mRS 或 Barthel 指数更差。目前的小样本研究显示，出现 SVS 的患者整体预后较好，急性单侧脑干梗死患者多在发病后 6 个月内眩晕症状完全缓解，行走不稳、倾倒趋势仅存在于 8.3%（2/24）的患者中。另有研究显示，与发病时相比，急性小脑中线梗死患者卒中后 6 个月眩晕出现率可由 71.4%（5/7）降至 14.3%（1/7）。

少数患者在卒中后 3 个月或以上持续存在慢性头晕和（或）行走不稳，这可能是卒中本身的后遗症状，但如果上述症状每月至少出现 15 d，且常在直立姿势、主动或被动运动，以及暴露于复杂或移动的视觉刺激时加重，需考虑是否合并 PPPD 诊断标准如下：

1. 在多数时间存在头晕、不稳、非旋转性眩晕中的 1

个或多个症状，持续时间 ≥ 3 个月。

2. 持续性前庭症状的产生无明确的诱因，但以下 3 种因素可导致症状加重：①直立姿势；②主动或被动运动；③暴露于移动视觉刺激或复杂视觉环境。

3. 通常由引起头晕 / 眩晕、平衡障碍的疾病所触发，包括急性 / 发作性 / 慢性前庭综合征，其他神经系统、内科以及精神心理疾病。

4. 症状给患者带来严重的痛苦或功能障碍。

5. 症状不能由其他疾病更好地解释。

PPPD 是一种功能性疾病，常继发于急性前庭损伤（又称继发性 PPPD），可单独存在或与其他疾病共存。一项针对 162 例继发性 PPPD 患者的研究显示，4.6% 的 PPPD 继发于卒中事件，影响患者的生活质量和功能恢复。虽然诊断标准中并未提及，但 PPPD 患者常合并情绪和情感障碍。研究显示，PPPD 精神共病的发病率很高，18% 的患者存在抑郁状态，15% 的患者存在焦虑状态，严重的焦虑状态可能导致患者对 PPPD 药物治疗反应更差，但只有 9% 的患者接受抗焦、虑抑郁药物治疗。因此，临床上对 PPPD 患者进行精神共病筛查是非常重要的。

PPPD 患者虽然主观症状较重，但前庭功能通常保留，因此缺乏客观的检查证据，诊断主要依靠临床症状。但与诊断标准相比，患者对于症状的描述可能更加多样化，造成诊断困难。轻症 PPPD 影响患者的日常生活，重症可导致患者无法工作，降低其生活质量和社交能力，给患者及其家庭以及社会经济带来极大的负担。对卒中后 PPPD 的早期识别和治疗对延缓其进展和提高患者的生活质量至关重要。目前临床对该病的认识尚不充分，其临床特点、与 SVS 的关系以及是否与卒中后抑郁存在交互作用都有待进一步探索。

五、卒中共病因素所致的前庭症状

（一）慢性脑缺血所致前庭症状

颅内外大血管结构性病变或循环障碍可导致慢性脑灌注下降，灌注失代偿引起一系列脑功能障碍综合征，临床上称为慢性脑缺血。脑白质病变是慢性脑缺血的致病机制之一，且被认为与头晕或眩晕风险升高有关。有研究对 170 例慢性脑缺血患者进行了头颅 MRI 检查，结果显示存在头晕主诉的患者中脑白质病变比例高达 35%，而无头晕主诉的患者中脑白质病变比例仅有 18%，差异有统计学意义。研究显示，45～90 岁不明原因头晕、眩晕或不稳患者的脑白质病变严重程度增加，可能是涉及步态和平衡控制的白质纤维束受损所致。在老年群体中，头颅 MRI 显示脑白质高信号负荷与年龄呈正相关，因此不能将老年人的慢性前庭症状简单归因于此。有研究显示，对于轻度脑白质病变（Fazekas 0 级或 1 级）的老年患者，其慢性前庭症状更有可能是周围性前庭疾病所致，需注意鉴别。

（二）脑小血管病相关的前庭症状

随着神经影像学技术的发展，CSVD 逐渐受到临床医师的重视，其与头晕之间的关系也逐渐受到关注。研究显示，有 17% 的 CSVD 患者存在眩晕症状，27.8% 存在步态异常，其中，额叶和基底节区脑白质病变 / 腔隙性脑梗死与眩晕和步态异常密切相关。CSVD 引起头晕症状的机制考虑可能与 CSVD 进展引起前庭皮质及相关网络结构损伤有关。Cerchiai 等对有头晕症状的 CSVD 患者的临床特点进行总结，发现重度 CSVD 本身即可产生头晕症状，并初步提出 CSVD 相关头晕的诊断标准：①高负荷脑白质病变（Fazekas 2 级或 3 级）；②缺乏前庭疾病的临床 / 实验室证据；③存在轻度姿势和步态异常。该诊断标准为 CSVD 相关头晕的诊断提供了初步思路。鉴于 CSVD 研究的进展和老龄化社会的到来，以及研究提示 CSVD 在老年、慢性、孤立、原因不明的头晕患者的发病过程中起重要作用，因此，有必要对疑似 CSVD 相关性头晕患者进行头颅 MRI 检查，并寻求有效的治疗方法来减轻患者的头晕症状。

除 CSVD 本身可能与头晕相关外，CSVD 的存在还可能影响 SVS 的恢复。Bugalho 等发现 CSVD 患者侧脑室旁白质的慢性缺血损害与同侧额叶头颅 MRI 中 ADC 增高及对侧小脑 ADC 降低有关，提示 CSVD 的进展可损害额叶与小脑的连接纤维并使患者出现步态不稳和头晕症状。另有研究显示，合并中重度幕上脑白质病变与梗死灶直径 > 2 cm

的小脑梗死患者卒中后 3 个月头晕症状恢复相关，提示幕上神经网络的完整性可能影响小脑梗死患者的功能恢复。

六、有助于前庭症状病因鉴别的检查

急诊室中前庭症状就诊的患者占总患者数量的 11%，其中 64.6% 以前庭症状为主诉，头晕最常见（43.5%），其次为眩晕（33.9%）。脑血管事件约占上述病因的 12.5%，初次就诊时漏诊率约为 10%。疑诊为良性病变的急性头晕 / 眩晕患者第 1 周因卒中再次入院的风险增加了 50 倍，30 d 后的卒中风险比对照组高 9.3 倍。因此，对急性头晕 / 眩晕患者的病因进行行之有效的鉴别诊断检查十分重要。

（一）床旁体格检查

2009 年，Kattah 等提出床旁三步眼动查体，即 HINTS（甩头试验 Head-Impulse，眼球震颤 Nystagmus，眼偏斜 Test-of-Skew）检查。HINTS 诊断卒中的敏感度为 100%，特异度为 96%，在区分急性前庭综合征患者外周与中枢病因方面优于早期 MRI 检查和 ABCD^2 评分。以下任何一种 HINTS 检查结果均提示中枢病变：正常的头脉冲试验、方向改变的水平眼震和眼偏斜。其中，头脉冲试验是识别卒中的最佳预测指标，其次为变向眼震，眼偏斜诊断中枢病变的特异度很高（95% ～ 100%），但敏感度仅为 40%。2013 年，有研究者将听力损害加入 HINTS 检查中形成

HINTS plus 检查，有助于提高耳蜗或脑干卒中诊断的准确性。研究发现，严重的躯干共济失调可增加 HINTS plus 诊断的敏感度。

虽然 HINTS 检查对急性前庭综合征患者的病因鉴别具有重要作用，但一项大型回顾性研究显示，HINTS 检查在急诊就诊的急性前庭症状患者中的使用率较低，仅为 19.5%（450/2309），尤其是在发作性前庭症状患者中的应用具有局限性。此外，HINTS 检查的实施和结果判读依赖于检查者的专业知识，不同检查医师判断 HINTS 的结果具有较大差异，限制了 HINTS 检查的临床应用。

（二）实验室检查

近年来发现，生物学标志物对鉴别周围性和中枢性病因也可发挥一定作用。研究显示，神经元特异性烯醇化酶、中性粒细胞与淋巴细胞比值、S100B 蛋白等血清学指标在中枢和周围性前庭症状患者间存在显著差异，可能为急性眩晕患者的病因鉴别提供一定的依据。

（三）脑部影像学检查

脑部影像学检查有助于前庭症状的病因鉴别，在急诊环境中，鉴别难点主要在于缺少局灶性中枢症状/体征的孤立性前庭症状患者，为了避免漏诊可能危及生命的中枢性病因，急诊医师在诊断不明确时通常会选择进行影像学检查，这就可能造成过度检查。因此，筛选需要进行影像学检查的患者非常重要。研究显示，伴有不稳、中枢眼动体征或局灶性神经系统症状，或具有以下 3 种或以上危险因素（年龄＞ 60 岁、男性、高血压、糖尿病、吸烟和卒中病史）的患者更有必要进行影像学检查，以排除卒中。

诊断卒中尤其是缺血性卒中的敏感度取决于影像学检查的成像方式和成像时间。MRI 的 DWI 序列在卒中发病早期可能出现假阴性结果，特别是对于后循环卒中患者。研究显示，DWI 序列在眩晕发作后 24 h 对后颅窝卒中诊断的敏感度仅为 80%。在出现急性前庭症状 6 ～ 48 h 内进行 MRI 检查可能遗漏 53% 的脑干和小脑直径＜ 1 cm 的卒中。对最初 MRI 阴性但临床表现提示中枢性疾病的 AVS 患者进行再次 MRI 检查，其中 12%（8/69）的患者被证实最初结果为假阴性。Choi 等对 34 例表现为孤立性前庭综合征的后循环梗死患者进行了 DWI 检查，发现有 6 例（18%）最初的 DWI 为假阴性。DWI 假阴性的可能原因：①病灶位于后循环，尤其是脑干；②病灶太小，DWI 分辨率不足；③从症状出现到 DWI 检查的时间间隔太短，缺血还未达到使脑组织坏死的程度；④磁化率伪影可能导致脑干扭曲，从而使图像变得模糊难以识别。

七、卒中相关前庭症状的评估

图 1–1 列出了可用于前庭症状病因学诊断的检查，可供临床医师参考。

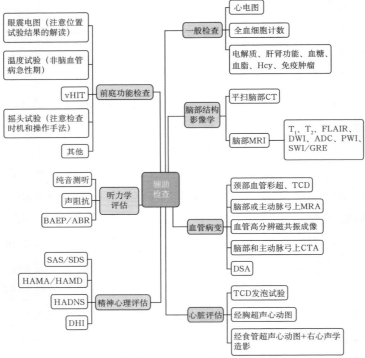

注：vHIT—视频头脉冲试验；BAEP—脑干诱发电位；ABR—听性脑干反应；HAMD—汉密尔顿抑郁量表；DHI—眩晕障碍量表；Hcy—同型半胱氨酸；FLAIR—液体衰减反转恢复序列；PWI—灌注加权成像；SWI—磁敏感加权成像；GRE—梯度回波序列；TCD—经颅多普勒；MRA—磁共振血管成像；CTA—计算机断层扫描血管造影；DSA—数字减影血管造影。

图1-1　前庭症状病因学诊断检查

八、总结

SVS 可以在卒中不同时期出现，其特点、演变形式与卒中发生、发展以及患者的预后相关。认识和理解 SVS 将会在卒中事件的预测、卒中治疗和卒中后康复方面发挥一定作用。未来，随着对 SVS 病因和病理生理机制研究的深入，针对此类患者的诊疗水平也会逐步提高。

九、推荐建议

1. 患者既往长期存在的或卒中前新发的前庭症状可能影响患者卒中后神经功能的恢复。

2. 卒中是引起前庭症状的重要原因，前庭症状的持续存在可能延缓或阻碍卒中患者其他功能的恢复。

3. 发作性孤立性前庭症状可能是卒中的先兆，短暂性孤立性头晕 / 眩晕被认为是后循环卒中最常见的先兆症状之一；除后循环卒中外，发作性前庭症状还可能预示着前循环卒中的发生。

4. 不同部位后循环卒中所致前庭症状的特点、严重程度和持续时间存在差异；前庭皮质的范围可能较目前所认为的更广，前庭症状并非为后循环卒中所特有。

5. 床旁体格检查、实验室检查、脑部影像学检查以及前庭功能检查有助于前庭症状的病因鉴别。

6. 根据卒中后前庭症状的残留情况，需考虑是否合并

PPPD。早期识别和治疗卒中后 PPPD 对延缓其进展和提高患者生活质量很重要。

7. 脑白质病变可能与较高的头晕或眩晕风险相关，但老年人的慢性前庭症状不应简单归因于脑白质病变，还有可能为前庭周围性疾病所致，需注意鉴别。CSVD 与头晕相关，且可能影响 SVS 的恢复。

参考文献

[1] NAVI B B, KAMEL H, SHAH M P, et al. Rate and predictors of serious neurologic causes of dizziness in the emergency department[J]. Mayo Clin Proc, 2012, 87（11）: 1080–1088.

[2] JAHN K, KREUZPOINTNER A, PFEFFERKORN T, et al. Telling friend from foe in emergency vertigo and dizziness: does season and daytime of presentation help in the differential diagnosis？ [J]. J Neurol, 2020, 267（Suppl 1）: 118–125.

[3] QIU D X, ZHANG L, DENG J, et al. New insights into vertigo attack frequency as a predictor of ischemic stroke[J/OL]. Front Neurol, 2020, 11: 593524[2022–04–10]. https://doi.org/10.3389/fneur.2020.593524.

[4] SABER TEHRANI A S, KATTAH J C, KERBER K A, et al. Diagnosing stroke in acute dizziness and vertigo: pitfalls and pearls[J]. Stroke, 2018, 49（3）: 788–795.

[5] ZWERGAL A, MOHWALD K, SALAZAR LOPEZ E, et al. A prospective analysis of lesion–symptom relationships in acute vestibular and ocular motor stroke[J/OL]. Front Neurol, 2020, 11: 822[2022–04–10]. https://doi.org/10.3389/fneur.2020.00822.

[6] CHOI J H, KIM H W, CHOI K D, et al. Isolated vestibular syndrome in posterior circulation stroke: frequency and involved structures[J]. Neurol Clin Pract, 2014, 4（5）: 410–418.

[7]　AMARENCO P，ROULLET E，HOMMEL M，et al. Infarction in the territory of the medial branch of the posterior inferior cerebellar artery[J]. J Neurol Neurosurg Psychiatry，1990，53（9）：731-735.

[8]　VON BREVERN M，SÜßMILCH S，ZEISE D. Acute vertigo due to hemispheric stroke：a case report and comprehensive review of the literature[J]. J Neurol Sci，2014，339（1/2）：153-156.

[9]　HABS M，STROBL R，GRILL E，et al. Primary or secondary chronic functional dizziness：does it make a difference？　A DizzyReg study in 356 patients[J]. J Neurol，2020，267（Suppl 1）：212-222.

（姜睿璇，李佳树，王琰，鞠奕）

第二章　卒中后情绪及精神症状

卒中是全球第二大死亡原因，对伤残调整生命年的影响排名第三。卒中后遗留的症状多种多样，取决于卒中类型、受影响脑区、年龄、共病和进行治疗的时间等因素。卒中导致的躯体功能障碍一直是人们关注的重点，其引发的心理障碍同样不容忽视。

卒中后情绪和精神症状包括卒中后抑郁、焦虑、疲劳、淡漠、精神症状，是影响卒中患者生活质量的负面因素。20%～50%的卒中患者可能至少受其中一种症状的影响，也可能有共病重叠的情况。卒中后抑郁被认为是最常见和最严重的卒中后神经精神并发症；卒中后疲劳是独立于抑郁的一种常见卒中后症状；卒中后淡漠并不少见，但临床对其关注度不足且易与抑郁共病，如果不及时治疗，可能导致更差的长期结果。识别卒中后情感障碍及其危险因素并进行有效的干预有助于患者的早日康复。

本章中涉及的卒中类型包括缺血性脑血管病（短暂性脑缺血发作、缺血性卒中）和出血性脑血管病（脑出血）。卒中后情绪及精神症状包括卒中后抑郁、卒中后焦虑、卒中后淡漠、卒中后疲劳和卒中后谵妄。

一、卒中后抑郁

卒中后抑郁是指发生于卒中后，表现为一系列抑郁症状和相应躯体症状的综合征，是卒中后常见且可治疗的并发症之一。与无抑郁的卒中后患者相比，卒中后抑郁患者有更高的死亡率，更明显的认知缺陷，更多的长期残疾，更高的卒中复发风险，更差的生活质量和更高比例的自杀意念。卒中后早期发现抑郁情绪并及时干预对卒中结局至关重要。

（一）概念

卒中后抑郁是指卒中后表现出卒中症状以外的一系列以情绪低落、兴趣缺失为主要特征的情感障碍综合征，常伴有躯体症状。

（二）流行病学

卒中后抑郁在卒中后 5 年内的总和发生率为 31%。可以发生在卒中后急性期（＜ 1 个月）、中期（1 ～ 6 个月）和恢复期（＞ 6 个月），发生率分别为 33%、33% 和 34%。卒中后抑郁在卒中幸存者中的累积发病率为 55%。由于多数研究排除了有沟通问题、失语症或痴呆的患者，真实世界中卒中后抑郁的患病率可能被低估。

（三）病因

卒中和抑郁之间存在潜在的双向关系：卒中增加卒中后抑郁的发生风险，抑郁是卒中发生、复发、残疾和死亡的独立危险因素。神经生物学因素和社会心理因素是卒中后抑郁的 2 个主要危险因素。同时卒中后抑郁与卒中前危险因素，如女性、个人精神疾病史（特别是严重的抑郁和焦虑障碍）、精神障碍家族史、较高程度的神经质和社会孤立、压力生活事件、糖尿病、较低的受教育程度等相关。导致卒中后抑郁的生物因素包括病变位置、遗传易感性、炎症、促炎细胞因子超载、神经营养因子的改变、皮质 – 纹状体 – 苍白球 – 丘脑 – 皮质投射的破坏以及 5– 羟色胺能、去甲肾上腺素能和多巴胺能通路的改变，导致胺类水平的变化。

（四）诊断

卒中后抑郁的诊断要满足 5 个条件：①存在抑郁情绪或快感缺乏；②症状在病理生理学上与卒中有关；③症状不能用其他精神疾病或因素解释；④抑郁并不只在出现精神错乱的情况下发生；⑤症状会导致严重的痛苦或损害。

参考《精神障碍诊断与统计手册》第 5 版中抑郁症的诊断标准，结合卒中的特点和国内卒中后抑郁相关专家共识，推荐卒中后抑郁诊断标准如下。

1. 至少出现以下 3 项症状（同时必须符合第一项或第

二项症状中的 1 项）且持续 1 周以上：①经常发生的情绪低落（自我表达或者被观察到）；②对日常活动丧失兴趣，无愉快感；③精力明显减退，无原因的持续疲乏感；④精神运动性迟滞或激越；⑤自我评价过低，或自责，或有内疚感，可达妄想程度；⑥缺乏决断力，联想困难，或自觉思考能力显著下降；⑦反复出现想死的念头，或有自杀企图／行为；⑧失眠，或早醒，或睡眠过多；⑨食欲缺乏，或体重明显减轻。

2. 症状引起有临床意义的痛苦，或导致社交、职业或者其他重要功能方面的损害。

3. 既往有卒中病史，且多数发生在卒中后 1 年内。

4. 排除某种物质（如服药、吸毒、酗酒）或其他躯体疾病引起的精神障碍（如适应障碍伴抑郁心境，其应激源是一种严重的躯体疾病）。

5. 排除其他重大生活事件引起的精神障碍（如离婚和亲人去世）。

目前国内卒中人群数量非常庞大，为减轻临床医师的负担，故对卒中患者推荐使用一些简单易行的问卷来筛选出可能抑郁的患者，如 90 s 四问题提问法（附表 2-1）、PHQ-9（附表 2-2）。若 90 s 四问题提问法的回答均为阳性，或 PHQ-9 量表的前两项回答为阳性，则需要使用汉密尔顿抑郁量表（附表 2-3）进一步评估抑郁严重程度。

（五）治疗

卒中后抑郁是卒中患者常见的并发症。卒中后评估有无抑郁情绪、有无自杀意念和其他可能与抑郁症共病或具有相似特征的神经精神障碍是治疗的重要前提。

药物治疗是卒中后抑郁的主要治疗方法，SSRI 是兼顾安全性和有效性的首选药物，需要低剂量开始和逐渐加量，特别是在老年患者中应用时。考虑卒中后合并用药多，应定期监测肾脏和肝脏功能以调整用药剂量。定期评估有无自杀风险非常重要。

临床常用药物有氟西汀、舍曲林、西酞普兰、艾司西酞普兰、氟伏沙明等，多数患者对 SSRI 耐受性好。对于有慢性疼痛、躯体症状的患者可以应用 SSRI 和 SNRI（如度洛西汀、文拉法辛），不良反应应予以考虑。对于食欲缺乏、失眠、可能有出血风险以及 SSRI 不能耐受的患者，可以考虑使用米氮平。曲唑酮是治疗情绪问题伴失眠的选择之一，要注意监测镇静和直立性低血压带来的潜在风险，通常用作抑郁症的单一用药。对于明显的疲劳或淡漠，可以考虑使用哌醋甲酯、安非他酮或其他中枢兴奋剂作为抗抑郁药的辅助治疗。也有文献报道胞磷胆碱钠可以改善双相障碍患者的情绪障碍。艾地苯醌可以改善线粒体功能以及 5- 羟色胺的代谢，从而改善情绪，与胞磷胆碱钠合用可以改善卒中后的焦虑、抑郁等情绪障碍。

非药物干预在卒中后抑郁的管理中至关重要，包括常

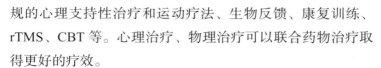

规的心理支持性治疗和运动疗法、生物反馈、康复训练、rTMS、CBT 等。心理治疗、物理治疗可以联合药物治疗取得更好的疗效。

卒中后抑郁的发展过程是动态的和异质性的，其干预需要量身定制的个体化策略。

（六）总结

卒中后抑郁在卒中后幸存者中非常普遍，与卒中前抑郁的诊断、卒中的严重程度、卒中的累及部位、住院时间、出院时的残疾程度以及社会支持高度相关。对有抑郁症状的卒中患者进行定期评估、精准筛查和积极干预非常必要。

二、卒中后焦虑

大约 25% 的卒中幸存者存在焦虑。卒中后焦虑普遍且持续，其患病率在卒中病程的不同阶段存在差异，随着时间的推移有所降低。卒中后焦虑的发生和发展与多种因素有关，包括性别、年龄、睡眠时间、认知损害程度、抑郁、社会和家庭的支持等。

（一）概念

根据《国际疾病分类（第 11 版）》和《精神障碍诊断与统计手册》第 5 版，焦虑障碍包括广泛性焦虑症、惊恐障碍、广场恐惧症、特定恐惧症、社交恐惧症、分离焦虑和选择性缄默。焦虑症状通常分为情绪症状（担心、恐惧），躯体症状（交感神经过度兴奋导致的多种躯体不适，可以累及全身各系统），行为症状（与焦虑情绪对应出现的行为表现，如易惊吓、静坐不能）。卒中后焦虑是卒中后出现的以焦虑症状群为表现的一种情绪障碍性疾病，临床表现包括过度担心、恐惧不安、急躁易怒，伴或不伴自主神经功能亢进症状。卒中后焦虑患者往往以躯体症状为主要表现，容易掩盖情绪症状，在诊断中应注意识别。

（二）危险因素及病理生理学机制

卒中后焦虑的潜在病理生理学机制尚不完全清楚。生物学因素、神经解剖因素和社会心理学因素在卒中后焦虑的发病机制中具有重要作用。生物学因素包括遗传、神经递质失衡、HPA 轴功能失调等。卒中病灶与卒中后焦虑之间的关系仍然存在争议。卒中后焦虑是一种多因素疾病，涉及性别、年龄、卒中严重程度、肥胖、睡眠障碍、抑郁、卒中后社会支持以及社会经济等因素。上述因素对卒中后焦虑发病的影响并不一致，其中抑郁和卒中严重程度与卒中后焦虑的关联性最强。此外，卒中患者常因病情程度、机体功能减退以及社会参与度降低而出现失落感和无助感。因此，家庭关系、社会支持和经济基础在卒中后焦虑的发生发展中均起着重要作用。

（三）诊断

卒中后焦虑的诊断和病情评估多通过量表进行评定，但目前尚缺乏诊断的"金标准"。现有的卒中后焦虑评估量表包括 90 s 四问题提问法筛查焦虑症状（附表 2-4）、HADS、GAD-7 量表（附表 2-5）、HAMA（附表 2-6）、SAS、BAI 等。目前在临床实践中常采用 HAMA 和 HADS 进行卒中后焦虑的筛查及病情评估。卒中后焦虑评估量表各有优劣，建议组合使用以全面评估患者的焦虑症状。

（四）治疗

1.药物干预　在卒中后抑郁与卒中后焦虑症状之间存在明显重叠。卒中后焦虑的药物治疗可选择具有抗焦虑作用的 SSRI、SNRI 或 5- 羟色胺 1A 受体部分激动剂、BZDs。研究表明，艾地苯醌可以改善 5- 羟色胺的代谢，联合胞磷胆碱钠治疗可以改善卒中后焦虑情绪。不同药物的作用机制不同，其中 BZDs 主要有地西泮、氯硝西泮等，通过提高脑内抑制性递质 γ- 氨基丁酸水平来减轻焦虑症状，其疗效确定但长期使用可产生依赖性，由于其具有过度镇静、肌肉松弛、认知损害以及对呼吸的抑制等作用，会增加老年人群的跌倒风险，应注意防范，同时要遵循小剂量起始、缓慢增量、短期使用以及个体化应用的原则，充分考虑合并用药的配伍风险，并加强监测。

2.非药物干预　卒中后焦虑的非药物干预措施主要有

运动疗法、rTMS、CBT、放松训练、艺术治疗、正念冥想、生物反馈以及运动疗法，因无创性和安全性已被广泛应用于临床治疗。可以与药物联合使用，提高疗效。

（五）总结

卒中后焦虑患病率高，如果不能及时识别焦虑症状，并有效地将躯体症状和潜在的焦虑情绪建立起联系，将会导致漏诊、误诊，严重影响卒中患者的康复及日常生活能力。加强临床医师对卒中情绪问题的关注度，制定有效且安全的防治措施，有助于改善卒中患者的预后。

三、卒中后疲劳

卒中后疲劳是指卒中后患者躯体或心理能量缺乏而影响自主活动的一种主观感受，是一种感知、情感和认知体验多维度不佳症状，其主要特点为患者在体力或精神活动期间会出现早期疲惫、厌倦、能量缺乏以及不愿意进行主动活动，即使通过适当的休息也得不到改善。由于精力缺乏，患者进行康复训练的依从性较差，缺乏主动性，导致功能残疾恢复不利。卒中后疲劳阻碍卒中患者的康复，使其难以恢复正常的家庭、社会和职业活动，增加照料者负担，同时也增加卒中相关的死亡率。

卒中后疲劳的发生率为 25% ～ 85%，住院患者为 51%，发病后 1 年内可高达 69.5%，是卒中患者常见的并发症，可能出现在卒中后康复过程的任何阶段。卒中后疲劳的发病机制尚不清楚，可能与生物学、行为心理学、社会和行为等因素有关，危险因素包括性别、年龄、卒中类型、抑郁等。卒中部位是影响卒中后疲劳的另一个重要因素，卒中后疲劳与右侧病变、丘脑及脑干病变有更高的相关性。心理因素，如抑郁与卒中后疲劳有一定的相关性，两者既相互独立又相互联系，在很多评定抑郁的量表中都包含疲劳程度的评定，而抑郁亦被认为是导致卒中后疲劳的重要因素之一。睡眠障碍是卒中后疲劳发生的高危因素之一，卒中后疲劳常与卒中前疲劳、卒中后睡眠障碍和白天嗜睡有关。

（一）评估方法

目前应用于疲劳评估的量表较多，主要包括 FIS、FSS、FAS、MQ、POMS、简明健康测量量表的活力分量表、单个问题及 VAS 等。FSS 侧重于评价卒中患者的疲劳状况，最为常用（附表 2-7）。卒中后疲劳特异性的筛查和评估工具目前缺乏统一标准，选择量表时应评估其适用对象，评估患者的人口学特征及疾病阶段，以及评估该量表是否为国际公认的量表等。

（二）诊断

卒中发病以来，在 1 个月内持续 2 周每天或几乎每天出现下述症状：明显的疲劳（筋疲力尽或疲惫的感觉），伴随精力减少或需要增加休息，且与体力活动不成比例，再加上以下任意 3 条：①睡眠或休息后不能恢复或补充体力；②动机保留而效率下降；③需要努力强化认知来克服不活动的状态；④由于感觉疲劳而导致难以完成或维持日常活动；⑤活动后乏力要持续数小时；⑥对疲劳感受过度关注。

（三）治疗

卒中后疲劳是一种多因素导致的后遗症状，病理机制尚未明确，目前尚无明确有效的治疗措施。个体化、多学科的管理方案对改善卒中后疲劳患者的生活质量、提高治疗效果非常重要。

1. 药物治疗　①抗抑郁药：由于卒中后抑郁与卒中后疲劳存在一定的相关性，伴有卒中后抑郁的患者，抗抑郁药可以帮助改善患者的抑郁状态，但是对卒中后疲劳的症状并没有改善作用。②中枢兴奋剂：卒中后疲劳可能更多发生于脑干卒中患者。莫达非尼是一种精神兴奋剂，主要通过上调神经递质，激动神经兴奋中枢发挥作用。莫达非尼对脑干卒中有治疗作用，但是对皮质卒中没有积极影响。③中医治疗：中药配合康复治疗对减轻卒中后疲劳患者的疲劳程度，提高其日常生活能力具有明显意义。

2. 非药物治疗　①运动疗法：运动疗法是卒中患者患病后进行功能恢复的重要治疗方法。认知治疗结合分级运动训练可以帮助卒中后疲劳患者缓解疲劳症状。②疲劳管理：包括 CBT、健康宣教，告知患者疲劳相关知识，教育患者知晓非正常疲劳的可能原因及其对日常生活活动的影响。良好的睡眠和避免睡眠障碍对缓解卒中后疲劳也是有益的。

（四）总结

卒中后疲劳是卒中的常见临床症状，多发生于卒中急性期，不仅可导致患者预后不良，还对其生活质量产生长期负面影响。卒中后疲劳常被忽视，因此临床医师应重视评估卒中后疲劳的可能性，对有卒中病史的患者通过评估、教育和干预来减轻其疲劳感。此外，卒中后疲劳与卒中的严重程度可能无关，轻度卒中患者也会发生卒中后疲劳。

四、卒中后淡漠

卒中后淡漠是指卒中后发生的情感障碍综合征，可存在于卒中后任何时期。淡漠综合征在卒中后较为常见，甚至在部分患者中可能占主导地位。其核心特征为动机的缺乏或丧失。

（一）概念

一般认为淡漠的主要表现为情感的减退，对周围的事物失去兴趣与动机，关注力下降和情感反应程度降低等。患者表现为对外界刺激无动于衷，对使人快乐或悲伤的事情缺少相应情感，以及缺乏自发的内心活动。患者大多表现为失去与外界环境进行交流的主动性，这种缺陷又进一步导致其与外部环境的接触减少，形成恶性循环，导致患者对自己的生活失去兴趣，会更依赖于照料者，给家庭和社会带来沉重的经济负担。

（二）流行病学

卒中相关淡漠的发病率较高，且其发病率与年龄呈正相关。另外，在卒中的不同阶段，卒中后淡漠综合征的发病率不同。36%～41%的患者在急性期患有淡漠，并在1年内保持静态发展。

（三）发病机制

1.解剖因素　情感淡漠的发生与额叶、基底核及额叶－基底核环路受损有关。情感淡漠在急性脑桥梗死中更为常见。

2.遗传因素　研究认为额叶基底核环路受损引起多巴胺传递障碍可能是情感淡漠发病的一种重要因素。多巴胺能药物治疗情感淡漠有效也提示多巴胺神经传递与情感淡漠的发生具有相关性。

（四）诊断

除临床观察外，对卒中后淡漠的临床评估可以参考量表评测。常用的量表有 AES、MAES、NPI、AI、LARS，其中以 MAES 最为常用。MAES 是 Starkstein 等于 1992 年对 AES 进行修订的版本，修订后的 MAES 有 14 个条目，分别测评情感淡漠的认知、行为和情感 3 个方面。评定时检查者提问量表中的每个问题，告知患者在 4 个选项中选择 1 项并对其评分，总分 0 ～ 42 分，> 14 分者判断为情感淡漠，分值越高情感淡漠程度越重（附表 2-8）。

卒中后淡漠以情感淡漠和漠不关心为特征，Robert 等根据 Marin 量表提出淡漠的诊断标准：①缺乏与患者年龄、受教育程度以及患者既往功能水平一致的动机；②至少存在以下 3 种症状中的 1 种 [a. 目的行为活动性下降（缺乏努力，结构性活动依赖他人）；b. 目的性认知活动下降（兴趣缺乏，个人问题的关注力缺乏）；c. 目的指向性行为活动的伴随反应减少（情感无变化，缺乏情绪反应）]；③上述症状引起临床意义的苦恼或损害社会生活或从事工作的能力；④无意识水平下降或药物滥用（如麻醉药物）等其他因素。

（五）治疗

卒中后淡漠与认知障碍及抑郁障碍存在相关性，并影响患者的康复和生活质量。卒中后淡漠是一个多因素综合导致的不良结局，患者自身的心理人格因素与生物因素都可能影响其发生和发展。目前治疗情感淡漠的药物主要有胆碱酯酶抑制剂、促智药、中枢神经系统兴奋剂及多巴胺能药物。早期发现卒中后情感淡漠，并给予及时有效的干预和治疗，可以促进患者各方面功能恢复并预防痴呆的发生。在积极治疗和预防卒中复发的基础上，需要进一步的神经康复训练。

（六）总结

卒中后淡漠是卒中后一种常见的神经精神障碍症状，严重影响患者的生活质量和康复，可以与抑郁、痴呆同时存在。临床医师应尽早识别出卒中后淡漠，并给予及时有效的干预和治疗，这对促进患者各方面功能恢复至关重要。

五、卒中后谵妄

谵妄是一种以急性认知功能障碍和波动性紊乱为特征的临床综合征，即注意力、认知功能和唤醒能力突然下降，不能简单归因于抑郁症、精神分裂症、痴呆等疾病。卒中后谵妄主要表现为认知障碍、睡眠觉醒周期紊乱、情绪改变及运动异常，致残率、致死率高。与无谵妄的卒中患者相比，卒中后谵妄患者常伴有更多的并发症，较长的住院时间，出院后较高的依赖性和较高的死亡率。

（一）流行病学

谵妄的流行病学数据有较大差异，卒中后谵妄的发生率为 11.8% ～ 66.6%，不同研究中发生率差异较大的原因为谵妄具有短暂性和波动性的特征以及各研究确定谵妄的方法学存在差异。卒中后谵妄多见于卒中后 2 ～ 4 d，45% 的谵妄发作持续时间 < 24 h。

（二）危险因素

卒中后谵妄的危险因素包括严重的疾病状态、视觉障碍、高龄、认知障碍、出血性卒中等。卒中后谵妄多见于卒中急性期，其发生发展常取决于多种易感因素的积累，如认知储备的减少和脑代偿机制受损。易感因素会以某种诱发因素的形式对神经系统进行"二次打击"，在多种危险因素和多种病理生理机制的共同作用下导致谵妄。

（三）诊断

谵妄的症状与卒中相关的神经系统症状存在交集和重叠，如突然发作、意识模糊、言语障碍。谵妄的临床表现也可与精神疾病类似，如功能性精神病、轻度躁狂、焦虑症、静坐不能、抑郁症或痴呆。通常使用谵妄量表评估辅助诊断。至少有1种谵妄的核心特征：①急性发病或精神状态的波动性变化；②注意力集中困难；③思维混乱；④意识状态改变，其中急性意识改变和注意力受损是诊断谵妄的必要条件。

（四）治疗

卒中后谵妄的发病机制尚未明确，可能是多种因素综合作用的结果。患者的个体化诊治是必需的。全面评估患者基础疾病、卒中的严重程度与部位、认知功能及内环境情况等是对卒中后谵妄进行有效治疗的基础。消除谵妄可能的促发因素是极为重要的。

1. 非药物治疗　非药物治疗在谵妄治疗中非常重要。当谵妄出现时，首先要注意查找及避免促发因素，如气道的保护、保证液体及营养摄入、足够的体位变换以预防压疮及深静脉血栓形成等。早期改善睡眠质量、保证灌注、避免尿潴留和便秘、避免疼痛、预防感染、简化多种药物的使用等有助于谵妄的防治。在部分极度烦躁、激惹的患者中，可以考虑使用约束性保护措施。约束性保护措施有可能导致周围神经损害及肺动脉血栓形成，应注意监护。

2. 药物治疗　在药物治疗方面，氟哌啶醇、奥氮平、利培酮是最常使用的药物，建议小剂量、短疗程（≤1周）使用，尤其是在老年人群中更应谨慎使用。

（五）总结

卒中后谵妄是卒中急性期的常见症状，是影响患者康复与生活质量的重要因素，增加不良预后风险。卒中后谵妄可能是多因素、多层次综合作用的结果。消除谵妄可能的促发因素是减少谵妄和不良结局的关键。

六、推荐建议

1. 卒中后抑郁在卒中后幸存者中非常普遍，与卒中前抑郁的诊断、卒中的严重程度、卒中的累及部位、住院时间、出院时的残疾程度以及社会支持体系高度相关。对有抑郁症状的卒中患者进行定期评估、精准筛查和积极干预非常必要。

2. 卒中后焦虑的患病率高，如果不能及时识别出焦虑的症状，并有效地将躯体症状和潜在的焦虑情绪建立起联系，将会导致漏诊、误诊，严重影响卒中患者的康复及日常生活能力。加强临床医师对卒中情绪问题的关注度，制定有效且安全的防治措施，有助于改善卒中患者的预后。

3. 卒中后疲劳是卒中的常见临床症状，多发生于卒中急性期，不仅导致患者预后不良，还对其生活质量产生长期负面影响。卒中后疲劳症状常被忽视，因此临床医师应评估其可能性，对有卒中病史的患者通过评估、教育和干预来减轻其疲劳感。此外，卒中后疲劳与卒中的严重程度可能无关，轻度卒中患者也会发生卒中后疲劳。

4. 卒中后淡漠是卒中后一种常见的神经精神症状，严重影响患者的生活质量和康复。可以与抑郁、痴呆同时存在。临床医师需要尽早识别出卒中后淡漠综合征，并给予及时有效的干预和治疗，这对促进患者各方面功能恢复至关重要。

5. 卒中后谵妄是卒中患者急性期的常见症状，是影响患者康复与生活质量的重要因素，增加不良预后风险。卒中后谵妄可能是多因素、多层次综合作用的结果。消除谵妄可能的促发因素是减少谵妄和不良结局的关键。

七、附表

附表 2-1　90 s 四问题提问法筛查抑郁症状

问题	阳性
过去几周（或几个月）是否感到无精打采、伤感，或对生活的乐趣减少了	
除了不开心之外，是否比平时更悲观或想哭	
经常有早醒吗（事实上并不需要那么早醒来）	
近来是否经常想到死或者没意思	

注：如果回答均为阳性，则需要进一步采用量表评估抑郁症的可能。

附表 2-2　患者健康问卷抑郁量表（PHQ-9）

在过去 2 个星期，有多少时间您被以下问题所困扰	没有（0分）	有几天（1分）	超过1周（2分）	几乎每天（3分）
1. 做什么事都没兴趣，没意思				
2. 感到心情低落、沮丧或绝望				
3. 入睡困难，总是醒着或睡得太多				
4. 常感到很疲倦，或者没有活力				
5. 食欲缺乏，或吃得太多				
6. 自己对自己不满，觉得自己是个失败者，或让家人失望				

续表

在过去 2 个星期, 有多少时间您被以下问题所困扰	没有 (0分)	有几天 (1分)	超过 1周 (2分)	几乎 每天 (3分)
7. 无法集中精力, 即便是在读报纸或看电视时				
8. 行动或说话缓慢到引起人们的注意, 或刚好相反, 坐卧不安, 烦躁易怒, 到处走动				
9. 有不如一死了之的念头, 或想怎样伤害自己一下				
总分				

注: 0 ~ 4 分没有抑郁症; 5 ~ 9 分可能有轻微抑郁症; 10 ~ 14 分可能有中度抑郁症; 15 ~ 19 分可能有中重度抑郁症; 20 ~ 27 分可能有重度抑郁症。

附表 2-3 汉密尔顿抑郁量表 (HAMD)

项目	分值和标准	分数
1. 抑郁情绪	0 分 = 没有 1 分 = 只在问到时才诉述	
	2 分 = 在访谈中自发地表达 3 分 = 不用言语也可以从表情、姿势、声音或欲哭中流露出这种情绪 4 分 = 患者的自发言语和非语言表达 (表情、动作) 几乎完全表现为这种情绪	

续表

项目	分值和标准	分数
2. 有罪感	0 分 = 没有 1 分 = 责备自己，感到自己已连累他人 2 分 = 认为自己犯了罪，或反复思考以往的过失和错误 3 分 = 认为目前的疾病是对自己错误的惩罚，或有罪恶妄想 4 分 = 罪恶妄想伴有指责或威胁性幻觉	
3. 自杀	0 分 = 没有 1 分 = 觉得活着没有意义 2 分 = 希望自己已经死去，或常想与死亡有关的事 3 分 = 消极观念（自杀念头） 4 分 = 有严重自杀行为	
4. 入睡困难 （初段失眠）	0 分 = 没有 1 分 = 主诉入睡困难，上床半小时后仍不能入睡（要注意平时患者入睡的时间） 2 分 = 主诉每晚均有入睡困难	
5. 睡眠不深 （中段失眠）	0 分 = 没有 1 分 = 睡眠浅，多噩梦 2 分 = 半夜（晚 12：00 以前）曾醒来（不包括上厕所）	
6. 早醒（末段失眠）	0 分 = 没有 1 分 = 有早醒，比平时早醒 1 h，但能重新入睡，应排除平时习惯 2 分 = 早醒后无法重新入睡	

续表

项目	分值和标准	分数
7. 工作和兴趣	0 分 = 没有 1 分 = 提问时才诉述 2 分 = 自发地直接或间接表达对活动、工作或学习失去兴趣，如感到无精打采，犹豫不决，不能坚持或需强迫自己去工作或劳动 3 分 = 活动时间减少或成效下降，住院患者每天参加病房活动或娱乐不满 3 h 4 分 = 因目前的疾病而停止工作，住院者不参加任何活动或者没有他人帮助便不能完成病室日常事务（注意不能凡住院就评 4 分）	
8. 阻滞（指思维和言语缓慢，注意力难以集中，主动性减退）	0 分 = 没有 1 分 = 精神检查中发现轻度阻滞 2 分 = 精神检查中发现明显阻滞 3 分 = 精神检查进行困难 4 分 = 完全不能回答问题（木僵）	
9. 激越	0 分 = 没有 1 分 = 检查时有些心神不定 2 分 = 明显心神不定或小动作多 3 分 = 不能静坐，检查中曾起立 4 分 = 搓手，咬手指、头发，咬嘴唇	
10. 精神性焦虑	0 分 = 没有 1 分 = 问及时诉述 2 分 = 自发地表达 3 分 = 表情和言谈流露出明显忧虑 4 分 = 明显惊恐	

项目	分值和标准	分数
11. 躯体性焦虑（指焦虑的生理症状，包括口干、腹胀、腹泻、打呃、腹绞痛、心悸、头痛、过度换气和叹气，以及尿频和出汗）	0 分 = 没有 1 分 = 轻度 2 分 = 中度，有肯定的上述症状 3 分 = 重度，上述症状严重，影响生活或需要处理 4 分 = 严重影响生活和活动	
12. 胃肠道症状	0 分 = 没有 1 分 = 食欲减退，但不需他人鼓励便自行进食 2 分 = 进食需他人催促或请求和需要应用泻药或助消化药	
13. 全身症状	0 分 = 没有 1 分 = 四肢、背部或颈部沉重感，背痛、头痛、肌肉疼痛、全身乏力或疲倦 2 分 = 症状明显	
14. 性症状（指性欲减退、月经紊乱等）	0 分 = 没有 1 分 = 轻度 2 分 = 重度 3 分 = 不能肯定，或该项对被评者不适合（不计入总分）	

续表

项目	分值和标准		分数
15. 疑病	0 分 = 没有 1 分 = 对身体过分关注 2 分 = 反复考虑健康问题 3 分 = 有疑病妄想 4 分 = 伴幻觉的疑病妄想		
16. 体重减轻	（1）按病史评定 0 分 = 没有 1 分 = 患者诉说可能 有体重减轻 2 分 = 肯定体重 减轻	（2）按体重记录评定 0 分 =1 周内体重减轻 0.5 kg 以内 1 分 =1 周内体重减轻超 过 0.5 kg 2 分 =1 周内体重减轻超 过 1 kg	
17. 自知力	0 分 = 知道自己有病，表现为忧郁 1 分 = 知道自己有病，但归咎于伙食太差、环 境问题、工作过忙、病毒感染或需要休息 2 分 = 完全否认有病		
18. 日夜变化（如 果症状在早晨或 傍晚加重，先 指出是哪一种， 然后按其变化 程度评分）	0 分 = 早晚情绪无区别 1 分 = 早晨或傍晚轻度加重 2 分 = 早晨或傍晚严重		
19. 人格解体或 现实解体（指 非真实感或虚 无妄想）	0 分 = 没有 1 分 = 问及时才诉述 2 分 = 自发诉述 3 分 = 有虚无妄想 4 分 = 伴幻觉的虚无妄想		

续表

项目	分值和标准	分数
20. 偏执症状	0 分 = 没有 1 分 = 有猜疑 2 分 = 有牵连观念 3 分 = 有关系妄想或被害妄想 4 分 = 伴有幻觉的关系妄想或被害妄想	
21. 强迫症状 （指强迫思维和 强迫行为）	0 分 = 没有 1 分 = 问及时才诉述 2 分 = 自发诉述	
22. 能力减退感	0 分 = 没有 1 分 = 仅于提问时方引出主观体验 2 分 = 患者主动表示有能力减退感 3 分 = 需鼓励、指导和安慰才能完成病室日常事务或个人卫生活动 4 分 = 穿衣、梳洗、进食、铺床或个人卫生均需要他人协助	
23. 绝望感	0 分 = 没有 1 分 = 有时怀疑"情况是否会好转"，但解释后能接受 2 分 = 持续感到"没有希望"，但解释后能接受 3 分 = 对未来感到灰心、悲观和绝望，解释后不能排除 4 分 = 自动反复诉述"我的病不会好了"或诸如此类的情况	
24. 自卑感	0 分 = 没有 1 分 = 仅在询问时诉述有自卑感，不如他人	

续表

项目	分值和标准	分数
	2分＝自动诉述有自卑感 3分＝患者主动诉述自己一无是处或低人一等（与评2分者只是程度的差别） 4分＝自卑感达妄想的程度，如"我是废物"或类似情况	
总分		

注：HAMD大部分项目采用0～4分的5级评分法（0分—无；1分—轻度；2分—中度；3分—重度；4分—很重），少数项目采用0～2分的3级评分法（0分—无；1分—可疑或轻微；2分—有明显症状）。总分＜8分为正常；8～20分为可能有抑郁症；21～35分为可确诊抑郁症；＞35分为严重抑郁症。

附表2-4　90 s四问题提问法筛查焦虑症状

问题	阳性
您认为您是一个容易焦虑或紧张的人吗	
最近一段时间，您是否比平时更感到焦虑或忐忑不安	
是否有一些特殊场合或情境（疫情）更容易让您紧张、焦虑	
您曾经有过惊恐发作吗？即突然出现强烈不适感或心慌、眩晕、感到憋气或者呼吸困难等症状	

注：若4个问题有2个或以上阳性，则需进一步临床评估。

附表 2-5 广泛性焦虑症量表（GAD-7）

根据过去2周的状况，请您回答是否存在下列描述的状况及频率，请看清楚问题后在符合您的选项前的数字上面画√。

问题	完全不会/分	好几天/分	超过1周/分	几乎每天/分
1. 感觉紧张、焦虑或急切	0	1	2	3
2. 不能停止或控制担忧	0	1	2	3
3. 对各种各样的事情担忧过多	0	1	2	3
4. 很难放松下来	0	1	2	3
5. 由于不安而无法静坐	0	1	2	3
6. 变得容易烦恼或急躁	0	1	2	3
7. 感到似乎将有可怕的事情发生而害怕	0	1	2	3

注：每个条目0～3分，总分就是将7个条目的分值相加，总分值范围0～21分。0～4分为没有GAD；5～9分为轻度GAD；10～14分为中度GAD；15～21分为重度GAD。

附表 2-6 汉密尔顿焦虑量表（HAMA）

编号	项目	问题描述	无/分	轻/分	中/分	重/分	极重/分
1	焦虑心境	担心、担忧，感到有最坏的事将要发生，容易激惹	0	1	2	3	4
2	紧张	紧张感、易疲劳、不能放松，情绪反应，易哭、颤抖、感到不安	0	1	2	3	4

续表

编号	项目	问题描述	无/分	轻/分	中/分	重/分	极重/分
3	害怕	害怕黑暗、陌生人、一人独处、动物、乘车或旅行及人多的场合	0	1	2	3	4
4	失眠	难以入睡、易醒、睡得不深、多梦、夜惊、醒后感到疲倦	0	1	2	3	4
5	认知功能	或称记忆、注意障碍，注意力不能集中，记忆力差	0	1	2	3	4
6	抑郁心境	丧失兴趣、对以往爱好缺乏快感、抑郁、早醒、昼重夜轻	0	1	2	3	4
7	躯体性焦虑（肌肉系统）	肌肉酸痛、活动不灵活、肌肉抽动、肢体抽动、牙齿打颤、声音发抖	0	1	2	3	4
8	躯体性焦虑（感觉系统）	视物模糊、发冷发热、软弱无力感、浑身刺痛	0	1	2	3	4
9	心血管系统症状	心动过速、心悸、胸痛、血管跳动感、昏倒感、心搏脱漏	0	1	2	3	4
10	呼吸系统症状	胸闷、窒息感、叹息、呼吸困难	0	1	2	3	4

续表

编号	项目	问题描述	无／分	轻／分	中／分	重／分	极重／分
11	胃肠道症状	吞咽困难，嗳气，消化不良（进食后腹痛、腹胀、恶心、胃部饱感），肠动感，肠鸣，腹泻，体重减轻，便秘	0	1	2	3	4
12	生殖泌尿系统症状	尿意频数、尿急、停经、性冷淡、早泄、阳痿	0	1	2	3	4
13	自主神经系统症状	口干、潮红、苍白、易出汗、起鸡皮疙瘩、紧张性头痛、毛发竖起	0	1	2	3	4
14	会谈时行为表现	一般表现：紧张、不能松弛、忐忑不安、咬手指、紧紧握拳、摸弄手帕、面肌抽搐、不宁顿足、手发抖、皱眉、表情僵硬、肌张力高、叹气样呼吸、面色苍白 生理表现：吞咽、呃逆、安静时心率快、呼吸快（20次／分以上）、腱反射亢进、震颤、瞳孔放大、眼睑跳动、易出汗、眼球突出	0	1	2	3	4

注：总分能较好地反映病情严重程度，按照全国量表协作组提供的资料，总分＞29分，可能为严重焦虑；＞21分，肯定有明显焦虑；＞14分，肯定有焦虑；＞7分，可能有焦虑；如＜6分，患者没有焦虑症状。一般划界分，HAMA 14项界值为14分。

附表 2-7 疲劳严重程度量表（FSS）

项目	1分 （非常不 满意）	2分	3分	4分	5分	6分	7分 （非常 满意）
1. 当我感到疲劳时，我就什么事都不想做了							
2. 锻炼让我感到疲劳							
3. 我很容易疲劳							
4. 疲劳带来频繁的不适							
5. 疲劳使我不能保持体能							
6. 疲劳影响我从事某些工作							
7. 疲劳影响我的体能							
8. 疲劳是影响我活动能力的症状之一							
9. 疲劳影响了我的工作、家庭、社会活动							

注：总分＜36分表明未感受到疲劳；总分≥36分表明需进一步评估。

附表 2-8　修订情感淡漠评定量表（MAES）

问题	完全不符合（0分）	稍微符合（1分）	有些符合（2分）	完全符合（3分）
1. 你有兴趣学习新的东西吗				
2. 有什么事情使你感兴趣吗				
3. 你关心你的情况吗（担心）				
4. 你会努力去做事吗				
5. 你会一直想找点事做吗				
6. 你对未来有计划和目标吗				
7. 你有动力吗（动机）				
8. 你有精力参加日常活动吗				
9. 每天都需要有人提醒要做什么事吗				
10. 你是否认为许多事情都与你无关				
11. 你是否对所有的事情都漠不关心				
12. 做事的时候你是否需要动力				

续表

问题	完全不符合（0分）	稍微符合（1分）	有些符合（2分）	完全符合（3分）
13. 平时你是否既不快乐也不悲伤，或者只是在两者之间				
14. 你是否认为你自己很冷漠				

注：分值范围 0～42 分，以 14 分作为划界分，＞14 分者判断为情感淡漠。

参考文献

[1] 中国医师协会神经内科医师分会神经心理与情感障碍专业委员会. 卒中后抑郁临床实践的中国专家共识[J]. 中国卒中杂志，2016，11（8）：685-693.

[2] MARIN R S，BUTTERS M A，MULSANT B H，et al. Apathy and executive function in depressed elderly[J]. J Geriatr Psychiatry Neurol，2003，16（2）：112-116.

[3] American Psychiatric Association. Practice guidelines for the treatment of patients with delirium[J]. Am J Psychiatry，1999，156（5 suppl）：1-20.

[4] LILLICRAP T，KRISHNAMURTHY V，ATTIA J，et al. Modafinil in debilitating fatigue after stroke（MIDAS）：study protocol for a randomised，double-blinded，placebo-controlled，crossover trial[J]. Trials，2016，17（1）：410.

[5] CHOI-KWON S，KIM J S. Post-stroke fatigue：an emerging，critical issuein stroke medicine[J]. Int J Stroke，2011，6（4）：328-336.

[6] SANNER BEAUCHAMP J E，CASAMENI MONTIEL T，CAI C，

et al. A retrospective study to identify novel factors associated with poststroke anxiety[J]. J Stroke Cerebrovasc Dis，2020，29（2）：104582.

[7] 阳衡，义新平，吉忠海，等．艾地苯醌在神经系统疾病治疗中应用的进展[J].临床医药文献杂志，2019，6（4）：188-190.

[8] 朱晓暾．胞磷胆碱钠联合艾地苯醌治疗脑梗死后血管性认知功能障碍及焦虑情绪的临床疗效及安全性[J/OL]. 健康管理，2021，11：53[2022-05-01]. http://www.jkglzz.com/jkgl202111/jkgl202111-52.pdf.

[9] CORALLO F，SCARFÌ C，ARCADI F A，et al. Role of functional pharmacological therapy in post-stroke depression：a narrative review[J]. J Int Med Res，2020，48（9）：1-11.

[10] CANMAT/ISBD 工作组．2018 加拿大心境障碍与焦虑障碍治疗协作组 / 国际双相障碍学会指南：双相障碍的管理[J]. 中华精神科杂志，2019，52（1）：5-49.

（李菁晶）

第三章 卒中相关认知障碍

PSCI 是指在卒中事件后出现并持续到 6 个月时仍存在的以认知损害为特征的临床综合征，以执行功能障碍、记忆障碍、注意障碍、定向力障碍、失语等为主要表现。由于卒中后谵妄和一过性认知损伤等可恢复，PSCI 诊断常常要在卒中后 3 ～ 6 个月进行认知评估来最终确定。PSCI 按照认知受损的严重程度，可分为 PSCI 非痴呆和卒中后痴呆。

VCI 的概念与 PSCI 最为相关。1993 年，VCI 概念由 Hachinski 教授首次提出，是指由血管危险因素（血管病变如动脉粥样硬化、脑淀粉样血管病、免疫性血管炎等病变，既往卒中事件，卒中危险因素如高血压、糖尿病、高脂血症等）导致和（或）血管因素相关的认知功能损害，包括从轻度认知功能损害到痴呆的整个过程。VCI 涵盖所有与血管因素相关的认知损害，可单独发生或与 AD 合并存在。PSCI 将卒中事件后 6 个月内发生的各种类型认知障碍明确地区分开来，是 VCI 的一种亚型。VCI 诊断标准中要求有明确的脑血管病证据，但不一定要求有卒中病史，而 PSCI 则特指卒中事件后 6 个月内出现的认知障碍，其病因可以是血管性、退变性或两者兼而有之的混合型。与 VCI 相比，PSCI 强调要重视卒中人群中常见的认知障碍，并对其进行早期识别和管理，因此临床操作性和识别度更高，方便临床医师诊断及管理。

一、流行病学

卒中的死亡率和发病率居世界第二位，缺血性卒中占所有卒中的 67%～87%。卒中造成了沉重的经济负担，我国卒中的发病率正在以每年 8.7% 的速度上升，每年有超过 200 万的新发卒中病例，死亡率为 149.49/10 万。在全球范围内，我国已经成为卒中终身风险最高和疾病负担最重的国家。此外，除了局灶性神经功能缺损导致的残疾外，PSCI 和行为 - 情感功能障碍也很容易被忽视。大型国际队列研究报道 PSCI 的发病率为 24%～53.4%，其中卒中后痴呆的发病率为 11%～42%，PSCI 非痴呆的发病率为 14%～29%。PSCI 患者的死亡率明显高于无认知障碍的患者，如卒中后痴呆患者的 5 年生存率仅为 39%，而同龄无痴呆卒中患者的生存率为 75%。我国约 1/3 的卒中患者会经历 PSCI，卒中后 1 个月内 PSCI 发生率较高，卒中患者发生认知障碍的风险是无卒中者的 7.2 倍，其中 PSCI 非痴呆患者 1.5 年的病死率为 8%，而一旦发展为晚期的卒中后痴呆，其 1.5 年的病死率升高至 50%。研究表明，最易受卒中影响的认知领域是工作记忆和情景记忆、运动灵活性和语言流畅性，其次是再认记忆。

二、病理机制

所有卒中亚型（脑小血管病、心源性栓塞症、大动脉粥样硬化、其他已确定或未确定原因的卒中）、脑出血（脑叶或深部）、蛛网膜下腔出血均可导致 VCI；因此，PSCI 与其他传统概述的机制一起被认为是主要的 VCI，包括多梗死性痴呆、关键部位梗死性痴呆、皮质下缺血性痴呆、出血性痴呆和混合性痴呆。

急性卒中事件后认知障碍通常由以下原因引起：①对认知功能至关重要的大脑结构的直接损伤（如涉及丘脑或基底节等区域的单个关键部位损伤）；②大脑结构和功能连接的中断（如病变累及范围大，关键大脑灰质结构的多个病变或主要影响脑白质的病变）；③由于急性炎症、神经毒性和代谢紊乱而导致的全脑功能障碍。此外，个体对急性损伤和既往存在的血管和神经退行性疾病负担的代偿能力存在显著差异，这一概念被称为大脑储备或弹性，卒中后认知能力加速下降与此相关。

脑小血管病是 PSCI 发生的主要原因，包括小血管本身的变化（如动脉硬化和脑淀粉样血管病）及其表现，如微出血、微梗死、腔隙性梗死、血管周围间隙扩大和脑白质高信号。其中微梗死和脑白质高信号与 PSCI 的相关性最强。

在尸检脑组织中发现，慢性微梗死灶存在组织损伤，有细胞丢失和胶质增生的证据，有时伴有空洞。微梗死被认为是常见的无症状性脑梗死，随着时间的推移，其累积可以通过损害病灶以外的连接区域影响大脑的结构和功能。脑白质高信号的神经病理改变具有内在的异质性，包括白质稀疏、缺血、炎症、血脑屏障渗漏、髓鞘破坏、轴突损伤、少突胶质细胞丢失和血管周围间隙扩张。

在细胞水平上，急性卒中相关损伤最终会损害神经血管单元的功能。神经血管单元由多种细胞组成，包括神经元、胶质细胞和血管内皮细胞，是血脑屏障的主要成分。神经血管单元的破坏通常与 VCI 或混合性痴呆的发病机制有关。静息脑血流量减少和神经毒性血浆蛋白（纤维蛋白原、纤溶酶原、凝血酶等）的积累会加速神经元损伤和神经变性，Aβ 依赖与否被认为是导致认知障碍 / 痴呆的协同因素。

人的大脑中存在功能复杂、数量繁多的神经环路，使大脑各个区域相互联系。这些环路与人的记忆、情感、执行功能等密切相关。近年来的研究表明 PSCI 与某些关键部位的梗死有关，如皮质边缘、额叶皮质、白质、海马等区域。这些区域均属于认知环路的一部分，认知功能环路在大脑处理各种外界刺激及信息中起着至关重要的作用。

三、危险因素

系统评价发现多种危险因素与 PSCI 相关。从预防的角度可以将这些因素分为两大类：不可干预因素和可干预因素。

（一）不可干预因素

不可干预因素主要有人口学因素、卒中相关因素及影像学特征（表 3-1）。PSCI 与高龄密切相关。此外，受教育程度较低的卒中幸存者患卒中后痴呆的可能性是受教育程度较高者的 1.8 倍。受教育程度较高的卒中幸存者可以更长时间地保持较高水平的认知功能。影像学研究发现梗死灶的位置和数目似乎也有相互作用，无症状脑梗死和关键梗死部位（左侧中额回、左侧角回、左侧基底节、左侧前中丘脑）及部分传导束（右侧皮质脊髓束、左后侧下小脑、左侧弓形束、左侧基底节周边白质）亦为 PSCI 的独立危险因素。此外，多发性脑梗死长期以来一直被认为是血管性痴呆的原因之一。

（二）可干预因素

可干预因素主要包括血管危险因素、卒中前认知损害及卒中并发症（表 3-1）。就单个血管风险因素而言，多项研究证明糖尿病、心房颤动与 PSCI 的风险增加有关。糖尿病伴随的血糖和胰岛素调节紊乱可通过多种机制导致血管和神经元损害。心房颤动除了导致卒中外，还可能增加无症状性脑梗死或更广泛的脑小血管病风险。高血压可导致多个靶器官损害，其导致的腔隙性脑梗死和慢性低灌注被认为是缺血性脑小血管的病理生理学基础。

表 3–1　与卒中后认知障碍相关的多种危险因素

项目	危险因素
不可干预因素	
人口学特征	高龄、女性、低教育水平
卒中相关因素	卒中史或复发卒中、出血性卒中、多发病灶、大体积病灶、优势半球病灶
影像学特征	全脑或内侧颞叶萎缩、脑白质病变
可干预因素	
血管危险因素	高血压、糖尿病、心房颤动、吸烟
卒中发生前因素	卒中前认知损害
卒中发生后因素	卒中并发症，如感染、谵妄、痫性发作

四、诊断

明确诊断 PSCI 需要进行临床、影像、神经心理 3 个方面的评估。临床评估应通过病史和体格检查重点明确卒中的诊断，以及是否存在认知损害和生活、工作能力下降。同时，一方面搜集可以排除其他原因所致认知障碍的信息；另一方面搜集 PSCI 的危险因素，以识别出 PSCI 的高危人群。MRI 为影像评估的"金标准"，评估内容至少包括脑萎缩（部位与程度）、梗死灶（部位、大小、数量）、脑白质病变（范围）和脑出血（部位、大小、数量），这些特征可为明确诊断、鉴别诊断、临床分型和预测 PSCI 的发生提供依据。神经心理评估确立认知损害及其程度，应至少包括 5 个核心认知域：执行功能、注意力、记忆、语言能力和视空间能力。此外，还需对患者的精神行为症状和情感障碍等共病情况进行评估。卒中后痴呆的诊断必须建立在基于基线的认知功能减退，≥ 1 个认知域受损，严重影响到日常生活能力。而 PSCI 非痴呆患者的工具性日常生活能力可正常或轻度受损，但应独立于运动 / 感觉缺损的症状。

　　PSCI 的临床表现异质性高，不仅与卒中病灶大小和部位相关，还受到患者年龄、受教育程度、遗传背景以及 AD 等共病的影响，大致可以分为以下几种类型：①多发梗死型。皮质和皮质下多发大小不一的梗死灶，主要由大—中等直径血管的动脉粥样硬化导致的血栓 - 栓塞或心源性栓塞造成，是 PSCI 最为经典的一种类型。②关键部位梗死型。以重要功能脑区的单发或多发梗死为特点，如丘脑、额叶皮质、基底前脑、内侧颞叶以及海马、尾状核和角回的梗死，临床表现与损伤的功能区有关，大小血管均可受累。③脑小动脉闭塞型（脑小血管病）。卒中以急性腔隙综合征为表现，有穿支动脉供血区域近期梗死的神经影像证据，常伴有多发的陈旧性梗死灶和不同程度的脑白质病变，认知表现以注意力、执行功能的突出受损为特点。
④脑出血。认知障碍与脑实质出血的部位和血肿大小相
关，也与发病年龄有关；此外，脑小血管病导致的多发微
出血灶也可能与认知障碍相关。⑤混合型。以上几种血管
病变的混合。此外，如果患者伴有 AD 等退行性病变，也可
合并相应的影像学表现。

2016 年发表的血管性认知功能损害分类共识把血管性
痴呆分为卒中后痴呆、皮质下缺血性血管性痴呆、皮质多
发梗死性痴呆及混合性痴呆。

五、评估

PSCI 的认知功能改变是一个动态过程，建议在急性卒
中事件发生后的住院期间针对有条件的患者尽早进行认知
功能的评估，同时进行阶段性的认知评定。目前 PSCI 研究
常采用卒中后 3 个月作为认知评估时间，因该时期患者的
肢体运动、语言等神经功能缺损症状恢复达到平台期，认
知障碍开始凸显；同时推荐卒中发生后每 3 个月进行认知
评估随访，以明确 PSCI 的发生及演变。对一例患者进行多
次的评定随访是合理的，但需防止评估间隔过近，以避免
练习效应和测试疲劳。

神经心理评估是识别和诊断 PSCI、观察认知受损严
重程度和疗效的重要方法和工具。为了方便临床评估，
可将常用的认知和情绪评估量表整理成三层次多维度认知

评估体系：第一层次是适合初筛的认知与情绪筛查问卷；第二层次是临床最常用的整体认知评估量表（MoCA、MMSE）；第三层次是适合研究用的多维度认知量表体系，包括记忆功能（听觉词语学习测验），注意、执行功能与反应速度（数字广度测验、数字符号转化测验、Stroop 色词测验、颜色连线测验），语言（词语流畅性测验、Boston 命名测验）及视空间功能（Rey-Osterrieth 复杂图形测验）等。

　　卒中急性期评估有助于 PSCI 高危人群的早期识别和早期干预。因此，患者在卒中单元住院期间，评估其卒中前的认知状态和简短的认知测试都是必要的。IQCODE 适合于卒中单元内尽早评估患者卒中前的认知状态（附表 3-1）。NINDS-CSN 5 min 测验版（附表 3-2）、OCS 量表适用于伴失语、忽视的卒中患者。Mini-Cog 也可用于卒中急性期认知功能筛查（附表 3-3）。AD8 也是识别早期痴呆的一种简单、敏感的筛查工具，常用于患者自评或知情者评价（附表 3-4）。

　　一旦患者病情稳定，即可进行更详细的认知评估。此时，理想的神经心理评估应满足以下几点：评估场地适用于急性期住院患者，患者可接受性高，测验准确性高，测验评估时间不应超过 20 min，测验应覆盖核心认知域（注意力、执行力、记忆、语言和视空间能力）。

　　MMSE 是国内外应用最广的认知筛查量表，包括时间定向力、地点定向力、即刻记忆、注意力及计算力、延迟记忆、语言和视空间 7 个方面。MMSE 总分 30 分，测验成绩与文化水平密切相关，正常界值划分标准：文盲 > 17 分，小学 > 20 分，初中及以上 > 24 分（附表 3-5）。

MoCA 由 Nasreddine 教授于 2004 年研究编制，是对 MCI 进行快速筛查的评估工具，评定的认知领域包括注意与集中、执行功能、记忆、语言、视空间功能、抽象思维以及计算和定向力，耗时约 15 min，总分 30 分（附表 3-6）。与 MMSE 相比，MoCA 识别 MCI 的敏感度和特异度均更高。

若 MMSE、MoCA 的评估结果提示整体认知功能受损，则说明至少有一个认知域存在损害，可考虑 PSCI 的诊断；若评估结果未提示整体认知功能受损，则需进一步完善包含各个认知域的全套认知测验。NINDS-CSN 关于 VCI 标准化神经心理测验的建议（1 h 版）常被用于全面认知能力的评估。

PSCI 患者常伴有的精神行为症状，对认知评估结果有明显影响，因此对精神行为症状进行评估也是有必要的。

六、预测

PSCI 的明确诊断需在卒中事件后 3 个月，通过在临床实践中对急性期卒中患者进行筛查，从而对 PSCI 的发生风险进行评估，有助于 PSCI 高危人群的识别以及早期干预。PSCI 风险预测方法包括基于卒中急性期神经心理评估的预测方法，以及基于 PSCI 危险因素模型的预测方法，临床医师可以根据需要进行选择。

除了使用量表，PSCI 相关因素的 SIGNAL2 风险模型可能有助于预测轻度认知障碍。SIGNAL2 根据年龄、受教育程度、急性皮质梗死、脑白质高信号、慢性腔隙、全脑皮质萎缩和颅内大血管狭窄 7 项风险评分高度预测 PSCI。CHANGE 风险评分模型（慢性腔隙数量、脑白质高信号、年龄、非腔隙性皮质梗死、全脑皮质萎缩、受教育程度）较 SIGNAL2 风险模型有所改良，可更为可靠且便捷地预测亚急性和慢性缺血性卒中幸存者发生 PSCI 的风险（附表 3-7）。

越来越多的生物标志物被证明不仅可用于血管性痴呆的预测，还可能用于预测 PSCI/ 卒中后痴呆的风险。S100β、S100β/ 不对称二甲基精氨酸比值和同型半胱氨酸水平与基线脑小血管病负担（如脑白质疏松、腔隙梗死和深部微出血）相关，导致血管性痴呆的风险更高。炎症标志物也很重要，脑脊液 IL-6、IL-8、IL-10 和 IL-1β 以及更传统的标志物如 C 反应蛋白、超敏 C 反应蛋白和风湿因子均与 PSCI 有关。急性期升高的 C 反应蛋白和超敏 C 反应蛋白甚至可以预测卒中后 1 年的 PSCI。也有部分研究认为，载脂蛋白 E ε4 等位基因是 PSCI 的独立危险因素。

临床上几乎所有的卒中患者均进行了影像学检查，其不仅能明确病变部位，还能提示基线的大脑储备能力。脑灰质、白质变性的负荷和位置以及脑萎缩程度可强烈预测未来 PSCI 的发生情况。

除此之外，有研究表明经颅多普勒超声、神经电生理等检查方法也有助于预测 PSCI 的发生。

七、治疗

PSCI 治疗的主要目的是延缓认知功能的进一步下降、提高认知水平、改善精神行为症状和提高日常生活能力。PSCI 的干预应该考虑到卒中发生的时间、认知障碍的严重程度、是否存在并发症以及患者和照顾者的需求等，治疗方面将参考 VCI、血管性痴呆、AD 等相关的研究和证据以及中国卒中学会指南制定的标准与规范的推荐意见。

（一）药物治疗

相对于 AD，PSCI 缺乏各国指南一致推荐的治疗药物。胆碱酯酶抑制剂（多奈哌齐、卡巴拉汀、加兰他敏等）和非竞争性 NMDAR 拮抗剂（美金刚）是已经被批准治疗 AD 的两类药物。这两类药物能够应用于 PSCI 的治疗，主要基于血管性痴呆和 AD 在神经病理和神经化学机制方面存在一定重叠性。

1.胆碱酯酶抑制剂　人体大脑内含有一种极其重要的神经递质——乙酰胆碱，存在于神经突触间隙，乙酰胆碱的缺失会直接影响患者的认知功能。研究表明皮质下小血管长期处于缺血状态会对胆碱能神经元造成损伤，导致胆碱能神经元功能缺陷。①多奈哌齐：是目前国内常用的改善认知的药物，是一种可逆性非竞争性乙酰胆碱酯酶抑制剂，对中枢胆碱酯酶具有较高的选择性和专属性。多奈哌齐可改善 VCI 患者的认知功能，且存在剂量 – 效应关系，10 mg/d 剂量的疗效优于 5 mg/d。②卡巴拉汀：在国外被认为是胆碱酯酶抑制剂中最有发展前景的药物，因为卡巴拉汀不仅具有胆碱酯酶抑制作用，且对丁酰胆碱酯酶也有抑制作用，其在脑内的海马和皮质区有高度选择性作用。研究表明卡巴拉汀对 PSCI 有更强、更持久的作用，对皮质下血管性痴呆与执行功能的恢复也有独到的作用。③加兰他敏：一种高选择性、可逆性、竞争性的乙酰胆碱酯酶抑制剂，具有抑制乙酰胆碱酯酶和调节烟碱型乙酰胆碱受体的双重作用。

2. 非竞争性 NMDAR 拮抗剂 NMDAR 在中枢神经系统中的作用具有两面性，生理学上与学习和记忆的形成密切相关，但在缺血、缺氧等病理情况下又会介导兴奋性毒性作用而致神经元损伤、脱失，导致学习和记忆障碍，且NMDAR 过度兴奋时，神经元对神经毒性物质的易感性亦增强。因此，血管性痴呆的发生、发展与 NMDAR 的双向作用密切相关。美金刚是一种电压依赖性、中等程度亲和力的非竞争性 NMDAR 拮抗剂，因可以减轻缺血、缺氧对大脑神经细胞的损害程度，保护脑细胞而用于 PSCI 的治疗。美金刚治疗 PSCI 的机制为抑制中枢兴奋性神经递质的毒性作用，从而改善认知功能。

3.其他药物 ①胞磷胆碱钠：通过促进神经细胞代谢发挥改善认知功能的作用。胞磷胆碱钠通过发挥膜封闭作用抑制皮质扩散的生理机制发挥神经保护作用。②尼莫地平：钙通道阻滞剂尼莫地平最初用于高血压治疗，但其独特的调节脑血流动力学方面的作用也可用于治疗VCI。③尼麦角林：一种被广泛用于治疗认知、情感及行为异常等疾病的麦角衍化类药物，可改善脑功能。④丁苯酞：一种苯酞类有机物，可能通过降低花生四烯酸含量，提高脑血管内皮一氧化氮和前列腺素I2的水平，抑制谷氨酸释放，降低细胞内钙浓度，抑制氧自由基和提高抗氧化活性等机制改善脑循环。

此外，双氢麦角毒碱、脑活素的研究也得出了阳性结果，研究者认为其可以改善血管性痴呆患者的认知功能。同时，也有报道采用中成药、针灸、理疗等中医方法治疗PSCI，其疗效均需进一步评估。

（二）精神行为症状的治疗

PSCI可出现精神行为症状，如抑郁、焦虑、妄想、幻觉、睡眠节律紊乱、激越、冲动攻击行为等。早期的精神行为症状多较轻微，首选非药物治疗。积极的护理干预（包括交谈、护理支持、体育锻炼等）对改善卒中后抑郁有积极作用。

若患者出现严重的激越、精神病、抑郁等症状使患者或他人处于危险之中，则需要辅助药物治疗。抑郁是 PSCI 的常见症状，出现卒中后抑郁的患者推荐使用选择性 5- 羟色胺再摄取抑制剂等药物进行抗焦虑、抑郁治疗。

（三）康复治疗

PSCI 的临床康复疗法主要包括心理干预、运动疗法、作业治疗、物理治疗、新型康复治疗技术等。

PSCI 的运动疗法主要包括有氧运动、抗阻力运动。研究显示有氧运动可有效提升认知障碍患者的神经可塑性，改善病理损伤相关脑区的结构和功能，从而达到提升患者认知表现、延缓病理进展的目的。

研究证实计算机化、多认知域、适应性认知训练可以显著改善皮质下非痴呆型 VCI 患者的整体认知功能。

随着计算机技术的发展，计算机辅助技术与认知康复领域的结合越来越密切，近年来新兴的计算机辅助训练技术被广泛应用于卒中后认知康复领域。

非侵入性脑刺激包括经颅磁刺激与经颅直流电刺激，这两种改善认知功能的方法作用机制相似，都是通过促进大脑皮质的兴奋及突触的可塑性来发挥作用的，可显著改善中枢神经系统疾病患者的工作记忆。高压氧治疗 PSCI 的研究较少，其机制主要是基于 PSCI 的氧化应激及炎症反应学说。

此外，非心源性缺血性卒中患者使用远隔缺血预适应调节可改善大脑的血液供应和认知功能；针灸可改善 PSCI

患者的预后。

总之，PSCI给卒中患者的康复带来难度，应当将其纳入卒中后综合管理体系中。对患者进行及时的认知损害评估，并及早采取综合干预措施，是提高卒中患者康复管理质量的重要环节。

八、预防

研究提示90%的卒中和1/3的痴呆是可预防的。PSCI的预防策略需要全面、整体化的方法和跨专业合作。一级预防主要是对卒中和认知障碍可干预危险因素的控制，二级预防主要是对卒中急性期治疗、卒中复发预防和早期认知功能障碍的干预。

（一）一级预防

PSCI病因复杂，可有大动脉疾病、脑小血管病以及AD等非血管神经退行性病变等多种病理生理改变。因此，PSCI的一级预防应同时实施针对各个潜在的、可干预危险因素的多靶点干预方案，尤其是针对血管可干预危险因素的干预，以降低PSCI的发病率。消除血管性痴呆的7个最常见的可干预危险因素（肥胖、高血压、糖尿病、高胆固醇、吸烟、低教育程度和心血管疾病）可减少约1/3的痴呆，尤其是血管性痴呆。目前，AD循证预防国际指南针对19个影响因素/干预措施给出了Ⅰ级推荐建议，其中10

个影响因素/干预措施具有 A 级证据水平，包括 65 岁以上人群应保持体重指数在一定范围内、多从事认知活动、避免罹患糖尿病、保护头部、避免罹患高血压、避免直立性低血压发生、保持良好的心理健康状态、避免过度紧张、早年应尽可能多地接受教育、定期检测血同型半胱氨酸水平，对于高同型半胱氨酸血症患者应用维生素 B 和（或）叶酸治疗。控制卒中的危险因素，减少卒中的发生，延缓卒中的进展，是 PSCI 预防的重要基础。

高血压和认知障碍及痴呆的相关性得到了诸多研究证实。降压治疗对整体认知功能具有改善作用。

降低胆固醇能否预防 PSCI 的发生近些年来也受到了广泛的关注。流行病学研究显示，血清中总胆固醇、低密度脂蛋白胆固醇的水平升高或高密度脂蛋白胆固醇水平降低者患血管性痴呆的风险较大。积极纠正血脂紊乱可能对预防 PSCI 有益。

糖尿病是精神症状和痴呆的重要危险因素，但是关于控制血糖是否可减少认知障碍的发生的证据级别是比较低的。控制血糖可以减少卒中事件的发生，可能对预防 PSCI 有益。在控制高血糖的同时，要防范低血糖的发生。

超重和肥胖状态是认知功能下降和痴呆的明确的危险因素，体重管理涉及内分泌、营养医学、运动医学、精神心理及睡眠医学等多学科领域。

考虑到卒中，特别是严重卒中与痴呆之间有密切关联，在反复卒中的人群中，认知障碍和痴呆的风险更高。

有充分的理由相信有效的卒中预防治疗也可防止认知功能
下降。综合国内外研究，建议保持健康生活方式（不吸
烟、体力活动达到目标水平、健康饮食），BMI < 25 kg/m²，
血压 < 120/80 mmHg（1 mmHg=0.133 kPa），总胆固醇 <
200 mg/dL，空腹血糖 < 100 mg/dL，以保持最佳的大脑健
康状态。

（二）二级预防

卒中是全因性痴呆的独立、重要和潜在可改变的风险
因子，在 PSCI 的发展中起着重要的因果作用。复发性卒中
后痴呆的风险比首次卒中高至少 2 倍。因此，卒中急性期
治疗与预防卒中复发是降低 PSCI 风险的关键。卒中急性期
治疗包括缺血性卒中静脉溶栓和（或）机械取栓术。阿替
普酶溶栓治疗与 90 d 时患者认知功能（符号转换测验、连
线测验）改善相关，但关于溶栓治疗对 PSCI 影响的现有证
据有限。一项随机对照试验显示，血管内治疗可以改善前
循环近端动脉闭塞患者的认知功能和生活质量。

目前的抗栓治疗研究对认知功能方面关注较少，多数
研究仍仅将卒中患者复发情况、日常行为能力的改善、药
物的安全性作为主要结局指标。期待未来有更多研究来探
索卒中二级预防药物对认知功能的积极影响。

九、推荐建议

1. PSCI 是指在卒中事件后出现并持续到 6 个月时仍存在的以认知损害为特征的临床综合征，以执行功能障碍、记忆障碍、注意障碍、定向力障碍、失语等为主要表现。

2. 我国约 1/3 的卒中患者会经历 PSCI，卒中后 1 个月内 PSCI 发生率较高。

3. 脑小血管病是 PSCI 发生的主要原因，其中微梗死和脑白质高信号与 PSCI 最相关。

4. PSCI 不可干预因素主要包括人口学特征、卒中相关因素及影像学特征；可干预因素主要包括血管危险因素、卒中前认知损害及卒中并发症。

5. PSCI 的明确诊断需要临床、影像、神经心理 3 个方面的评估。

6. PSCI 的认知评估应在卒中发生后尽早进行。风险预测方法包括基于卒中急性期神经心理评估以及基于 PSCI 危险因素模型两种。

7. PSCI 治疗的主要目的是延缓认知功能的进一步下降、提高认知水平、改善精神行为症状和提高日常生活能力。

8. PSCI 的预防策略需要全面、整体化的方法和跨专业合作。

十、附表

附表 3-1 老年认知功能减退知情者问卷（IQCODE）

请大声地读给受访者听：

我希望您能记起 ＿＿＿ 先生（太太）10 年前的情形，来和他现在的情形相比较。

首先我要请教您 ＿＿＿ 先生（太太）记忆力方面的情形，包括他对现在的日常生活和以前所发生的事情的记忆力。请记住，我们主要是比较 ＿＿＿ 先生（太太）现在和他 10 年前的情况。所以，假如他在 10 年前就常常忘记东西放在哪里，而现在仍然如此，请您回答"没有什么变化"。

比 10 年前	好多了 / 分	好一点 / 分	没变化 / 分	差一点 / 分	差多了 / 分	不知道（拒答）/ 分
1. 记得家人和熟人的职业、生日和住址	1	2	3	4	5	9
2. 记得最近发生的事情	1	2	3	4	5	9
3. 记得几天前谈话的内容	1	2	3	4	5	9
4. 记得自己的住址和电话号码	1	2	3	4	5	9
5. 记得今天是星期几、是几月份	1	2	3	4	5	9
6. 记得东西经常放在什么地方	1	2	3	4	5	9

续表

比 10 年前	好多了/分	好一点/分	没变化/分	差一点/分	差多了/分	不知道（拒答）/分
7. 东西未放回原位，仍能找得到	1	2	3	4	5	9
8. 使用日常用具的能力（如电视机、铁锤等）	1	2	3	4	5	9
9. 学习使用新的家用工具与电器的能力	1	2	3	4	5	9
10. 学习新事物的能力	1	2	3	4	5	9
11. 看懂电视或书本中讲的故事	1	2	3	4	5	9
12. 对日常生活事物自己会做决定	1	2	3	4	5	9
13. 会用钱买东西	1	2	3	4	5	9
14. 处理财务的能力（如退休金、到银行）	1	2	3	4	5	9
15. 处理日常生活上的计算问题（如知道要买多少食物，知道朋友或家人上一次来访有多久）	1	2	3	4	5	9
16. 了解正在发生什么事件及其原因	1	2	3	4	5	9

附表 3-2　美国国立神经疾病和卒中研究院 – 加拿大卒中网
（NINDS–CSN）5 min 测验版

记忆	读出下列词语，而后由患者重复上述过程2次，5 min 后回忆		面孔	天鹅绒	教堂	菊花	红色	不计分
		第 1 次						
		第 2 次						
定向	[ ]日期 [ ]月份 [ ]年代 [ ]星期几 [ ]地点 [ ]城市							_/6
流畅性	在 1 min 内尽可能多地说出动物的名字 _____（ $n \geqslant 11$ ）							_/1
延迟回忆	回忆时不能提示		面孔[ ]	天鹅绒[ ]	教堂[ ]	菊花[ ]	红色[ ]	仅根据非提示计分
选项	分类提示							
	多选提示							
总分								_/12

附表 3-3　1.5 ～ 3 min 简易认知评估量表（Mini–Cog）

项目	评分标准	得分
词语记忆 检查者指导语：等一会儿我会说3样东西，请重复一遍，并尽量记住，因为过一会儿我还会再问您。这3样东西是：苹果，手表，国旗 注意事项：此项不计分。如果重复失败，则进入下一题	此项不计分	

续表

项目	评分标准	得分
画钟 检查者指导语：接下来，请在这里画一个时钟【指向下面的圆圈处】，要把时钟上的数字全部画上，并使指针指向 11：10 注意事项：指导语可重复。时限为 3 min。指针长度不列入计分	2分 = 数字齐全，顺序正确，位置大致正确（如3、6、9、12 在上下左右 4 个方位），指针位置正确 0分 = 不正确，画不出或拒绝	
词语回忆 检查者指导语：现在请您告诉我，刚才我要您记住的那 3 样东西是什么？ 测试者答案：_____，_____，_____ 注意事项：不可提示。词语顺序不列入计分	3分 = 3 个词语回忆正确； 2分 = 2 个词语回忆正确； 1分 = 1 个词语回忆正确； 0分 = 1 个词语也不能正确回忆	
总分		

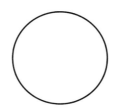

注：结果评价，＜3 分提示痴呆，建议接受筛查；＜4 分建议进一步检查评估认知状态。其他备用替换词：第 1 组—香蕉，朝阳，椅子；第 2 组—领袖，季节，桌子；第 3 组—村庄，厨房，婴儿；第 4 组—河流，国家，手指；第 5 组—船长，花园，照片；第 6 组—女儿，天堂，高山。

附表3-4　记忆障碍自评量表（AD8）

项目	是，有变化（1分）	无变化（0分）	不知道（0分）
1. 判断力出现问题（如做决定存在困难，错误的财务决定，思考障碍等）			
2. 兴趣减退、爱好改变、活动减少			
3. 不断重复同一件事（如总是问相同的问题，重复讲同一个故事或同一句话等）			
4. 学习使用某些简单的日常工具或家用电器、器械有困难（如影音光碟、电脑、遥控器、微波炉等）			
5. 记不清当前月份或年份等			
6. 处理复杂的个人经济事务有困难（忘了如何对账，忘了如何交付水、电、煤气账单等）			
7. 记不住和别人的约定			
8. 日常记忆和思考能力出现问题			
总分			

注：表中"是，有变化"表示在过去的几年中存在认知能力（记忆或思考）方面的问题；总得分为患者回答"是，有变化"的项目数量。0～1分为认知功能正常；≥2分为可能存在认知障碍。

附表 3-5　简易精神状况检查量表（MMSE）

项目		分值 / 分
定向力（10分）	今年的年份	1
	现在是什么季节	1
	现在是几月份	1
	今天是几号	1
	今天是星期几	1
	你现在在哪一省（市）	1
	你现在在哪一县（区）	1
	你现在在哪一乡（镇、街道）	1
	这里是什么地方	1
	你现在在哪一层楼上	1
即刻记忆（3分）	复述：皮球	1
	复述：国旗	1
	复述：树木	1
注意力和计算力（5分）	100-7 等于多少	1
	93-7 等于多少	1
	86-7 等于多少	1
	79-7 等于多少	1
	72-7 等于多少	1

续表

项目		分值 / 分
延迟回忆 （3分）	回忆：皮球	1
	回忆：国旗	1
	回忆：树木	1
命名能力 （2分）	出示手表，问这是什么东西	1
	出示铅笔，问这是什么东西	1
复述能力 （1分）	我现在说一句话：四十四只石狮子，请跟我 清楚地重复一遍	1
阅读能力 （1分）	请你念念这句话：闭上你的眼睛，并按意思 去做	1
	用右手拿纸	1
	将纸对折	1
	放在大腿上	1
书写能力 （1分）	写一个完整句子（句子必须有主语、动词、 有意义）	1
结构能力 （1分）	按样作图 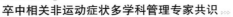	1
总分		

附表 3-6　蒙特利尔认知评估量表（MoCA）

视空间与执行能力		得分
[ ]　　复制立方体 [ ]	画钟表（11：10）（3分） 轮廓 [ ]　指针 [ ]　数字 [ ]	＿/5

命名			得分
[ ]	[ ]	[ ]	＿/3

续表

记忆		面孔	天鹅绒	教堂	菊花	红色	得分
记忆	读出下列词语，然后由患者重复上述过程2次，5 min后回忆	第1次					不计分
		第2次					

注意				得分
注意	读出下列数字，请患者重复（每秒1个）	顺背 [ ]	21854	__/2
		倒背 [ ]	742	
	读出下列数字，每当数字出现1时，患者敲一下桌面，错误数≥2不给分	[ ]52139411806215194511141905112		__/1
	100连续减7	[ ]93 [ ]86 [ ]79 [ ]72 [ ]65		__/3
	4～5个正确给3分，2～3个正确给1分，全部错误为0分			

续表

语言		得分
语言	重复：我只知道今天张亮是来帮过忙的人 [ ] 狗在房间的时候，猫总是躲在沙发下面 [ ]	_/2
	流畅性：在1 min内尽可能多地说出动物的名字（n≥11）[ ]	_/1

抽象					得分
抽象	词语相似性香蕉-桔子=水果 [ ]火车-自行车 [ ]手表-尺子				_/2

延迟回忆

	面孔	天鹅绒	教堂	菊花	红色	得分
回忆时不能提醒	[ ]	[ ]	[ ]	[ ]	[ ]	仅根据非提示记忆得分
延迟回忆 分类提示						
多选提示						_/5

定向力

定向力		得分
定向力	[ ]星期 [ ]月份 [ ]年 [ ]日 [ ]地方 [ ]城市	_/6

附表 3-7　CHANGE 风险评分模型

项目	指标	分值 / 分
1. 慢性腔隙性梗死数量	无或 1 个	+0
	≥ 2 个	+1
2. 脑白质高信号	无或轻度	+0
	中度	+1
	严重	+2
3. 年龄	≤ 50 岁	+0
	> 50 ～ < 65 岁	+2
	≥ 65 岁	+4
4. 非腔隙性皮质梗死	无	+0
	1 个	+1
	≥ 2 个	+2
5. 全脑皮质萎缩	无	+0
	轻度	+1
	中重度	+2
6. 受教育年限	≥ 6 年	+0
	< 6 年	+2

注：≥ 7 分表示有卒中后认知障碍风险。CHANGE—慢性腔隙数量、脑白质高信号、年龄、非腔隙性皮质梗死、全脑皮质委缩、受教育程度。

参考文献

[1] 汪凯，董强 . 卒中后认知障碍管理专家共识 2021[J]. 中国卒中杂志，2021，16（4）：376-389.

[2] 王拥军，李子孝，谷鸿秋，等．中国卒中报告2019（中文版）（1）[J]．中国卒中杂志，2020，15（10）：1037-1043．

[3] 董强，郭起浩，罗本燕，等．卒中后认知障碍管理专家共识2017[J]．中国卒中杂志，2017，12（6）：519-531．

[4] HUANG Y Y，CHEN S D，LENG X Y，et al. Post-stroke cognitive impairment：epidemiology，risk factors，and management[J]. J Alzheimers Dis，2022，86（3）：983-999.

[5] ROST N S，BRODTMANN A，PASE M P，et al. Post-stroke cognitive impairment and dementia[J]. Circ Res，2022，130（8）：1252-1271.

[6] JENNI N L，RUTLEDGE G，FLORESCO S B. Distinct medial orbitofrontal-striatal circuits support dissociable component processes of risk/reward decision-making[J]. J Neurosci，2022，42（13）：2743-2755.

[7] PARK H K，KO S B，JUNG K H，et al. 2022 update of the Korean clinical practice guidelines for stroke：antithrombotic therapy for patients with acute ischemic stroke or transient ischemic attack[J]. J Stroke，2022，24（1）：166-175.

[8] QUINN T J，RICHARD E，TEUSCHL Y，et al. European Stroke Organisation and European Academy of Neurology joint guidelines on post-stroke cognitive impairment[J]. Eur J Neurol，2021，28（12）：3883-3920.

[9] KERNAN W N，VIERA A J，BILLINGER S A，et al. Primary care of adult patients after stroke：a scientific statement from the American Heart Association/American Stroke Association[J/OL]. Stroke，2021，52（9）：e558-e571[2022-05-10]. https://doi.org/10.1161/STR.0000000000000382.

[10] LANCTÔT K L，LINDSAY M P，SMITH E E，et al. Canadian stroke best practice recommendations：mood，cognition and fatigue following stroke，6th edition update 2019[J]. Int J Stroke，2020，15（6）：668-688.

（张海岳，宋海庆）

第四章　卒中相关营养标准化管理

一、背景及相关概念

（一）背景

卒中患者常常出现吞咽障碍、意识障碍、认知障碍、情感障碍等，这些脑功能障碍可能引起患者进食困难、营养摄入不足和（或）营养消耗（如发热等），从而引发卒中后营养不良或增加营养风险。目前文献报道卒中后营养障碍发生率变异较大，波动在 6% ～ 62%。FOOD 研究是一项大规模、多中心、随机对照临床研究，该研究共纳入 4023 例卒中患者，其中 314 例（8%）存在营养不良。

卒中后营养不良显著增加卒中相关肺炎、消化道出血等卒中并发症的风险，延长卒中患者住院时间，增加卒中后致残和致死的风险。在 FOOD 研究中，当校正可能的混杂因素后，卒中后营养不良是 6 个月不良结局的独立危险因素（OR 1.82，95%CI 1.34 ～ 2.47）。

卒中后营养管理是组织化卒中管理的一个重要组成部分，也是改善卒中预后的潜在干预靶点。卒中后营养管理是个系统的工程，需要整合不同的医疗资源，建立科学的评价模式和高效的临床路径以及有效的质量监测和持续改进体系。

（二）相关概念与定义

1. 营养不良　由于摄入不足或吸收障碍引起能量或营养素缺乏的状态，进而导致人体组成改变，生理和精神功能下降，有可能导致不良临床结局。

2. 营养过剩　营养素（特别是能量）超过正常生长发育及代谢需求的一种营养不良状态，包括超重、肥胖等。

3. 营养风险　现存的或潜在的与营养因素相关的导致患者出现不良临床结局（如感染等并发症、住院时间长和住院费用高等）的风险。存在营养风险的患者最需要相关营养支持，同时也是最可能通过营养支持改善临床结局的人群。

4. 营养风险筛查　是临床医护人员用经过验证的营养风险筛查工具，来判断患者是否需要营养支持的快速、简便的方法和流程。

5. 营养评定　是由临床营养专业人员通过膳食调查、人体组成测定、人体测量、生化检验、临床检查等方法，对患者的营养代谢、机体功能等进行全面检查和评估，以确定营养不良的类型、程度、影响等，结合适应证和可能的不良反应，制订针对性的营养治疗计划，并监测营养支持疗效的过程。

6. 营养支持　指经肠内或肠外途径为不能正常进食的患者提供适宜营养素的方法。目前临床上常用的营养支持方式主要包括经口营养补充、肠内营养和肠外营养。

7. 肠内营养　是经胃肠道提供代谢需要的营养物质及其他各种营养素的营养支持方式。根据给予途径的不同，分为经口肠内营养和管饲肠内营养。

8. 肠外营养　是指为无法经胃肠道摄取或摄取营养物不足的患者，经静脉提供包括氨基酸、脂肪、碳水化合物、维生素及矿物质在内的营养素的营养支持方式。

二、卒中后营养不良标准化管理

（一）卒中营养支持团队

NSP 指主要提供肠内营养和肠外营养支持治疗和管理的专业人员。NSP 可以是医师、营养师、药师或护师。NSP 的工作模式可以是相互独立或形成一支 MDT 相互合作的营养支持团队。在具体临床实践中，营养支持团队对患者进行营养风险筛查、营养评定，根据相关营养指南和标准，结合临床具体情况制订营养支持计划，实施规范的营养支持疗法，并以标准化流程指导营养支持治疗的各个环节，优化营养支持综合管理。目前 MDT 已成为临床营养支持治疗的新模式。

（二）卒中后营养风险筛查

目前，临床上有多个营养风险筛查工具，如 NRS2002、MUST、MNA、SGA 和 NUTRIC 评分。这些工具各有优缺点。目前，国际上尚缺乏专门针对卒中患者的营养风险筛查工具。

NRS2002 是 ESPEN 专家组于 2002 年在 128 项随机对照临床研究的基础上，建立的一个有客观依据的营养风险筛查工具。该工具是迄今为止唯一以百余项随机对照研究作为循证基础的营养筛查工具，信度和效度在欧洲已得到验证。

NRS2002 包括 3 个方面的内容：①营养状态受损评分（0～3 分）；②疾病的严重程度评分（0～3 分）；③年龄评分。在以上评分基础上年龄 ≥ 70 岁者加 1 分；总分为 0～7 分。根据对 128 项关于营养支持与临床结局的随机对照研究的分析发现，在 NRS2002 评分 ≥ 3 分的情况下，大部分研究显示营养支持有效（能够改善临床结局）；而在 NRS2002 评分 < 3 分的情况下，大部分研究显示营养支持无效。因此，将是否具有营养风险的评分临界点定为 3 分，即 NRS2002 评分 ≥ 3 分为具有营养风险，需要根据患者的临床情况制订个体化的营养计划，给予营养干预；而 NRS2002 评分 < 3 者虽然没有营养风险，但应在其住院期间每周重复筛查 1 次。从 2005 年开始，中华医学会肠外肠内营养学分会全国协作组开展了营养风险筛查的具体工

作，除 BMI 采用国内标准（18.5 kg/m^2）外，其余均与欧洲的方法保持一致。

（三）卒中后营养状态评定

如果患者存在营养风险，需要请营养师等 NSP 进行更准确的营养评估。营养评估是指采用一个全面方法来诊断营养问题，应用药物、营养、病史、体格检查、人体测量及实验室资料等一系列指标进行评估，以便确定营养不良的原因，根据评定结果制订干预计划。

营养状态评估方法：①膳食调查，如称重法、回顾法、食物频率法和记账法；②人体测量学指标，包括体重指数、腰围、三头肌皮褶厚度、上臂肌围；③实验室检查指标，包括血常规、总蛋白、白蛋白、前白蛋白、转铁蛋白、视黄醇蛋白、血浆氨基酸谱、血脂、糖化血红蛋白、C 反应蛋白、免疫功能、维生素、微量元素等的检查；④辅助参考指标，采用人体成分分析仪测量。以上指标低于正常参考范围，通常认为存在营养不良。

（四）卒中后营养支持方案制订

1.热量需求的估计　国际上有 3 种估算热量需求的方法，分别为间接测热法、基于体重的计算公式和文献发表的预测公式。其中，间接测热法最准确，但需要特殊设备和专人管理，临床普及受限。

目前，临床上基于体重的计算公式最为常用，公式如下：①轻症（GCS 评分＞ 12 分或 APACHE Ⅱ ≤ 16 分）非卧床患者能量供给 25 ～ 35 kcal·kg⁻¹·d⁻¹（1 kcal=4.19 kJ），糖脂比 =7 : 3 ～ 6 : 4，热氮比 =（100 ～ 150）: 1；②轻症卧床患者能量供给 20 ～ 25 kcal·kg⁻¹·d⁻¹，糖脂比 =7 : 3 ～ 6 : 4，热氮比 =（100 ～ 150）: 1；③重症急性应激期患者能量供给 20 ～ 25 kcal·kg⁻¹·d⁻¹，糖脂比 =5 : 5，热氮比 =100 : 1。

　　2. 蛋白质需求的估计　目前研究证据显示，蛋白质是比脂肪和碳水化合物更为重要的大分子营养物质。制订营养支持治疗方案时，蛋白质需求需要独立于热量需求单独估计。以往研究显示，1.2 ～ 1.5 g·kg⁻¹·d⁻¹ 蛋白含量可以满足机体代谢需求，但新的研究显示蛋白质需要 1.5 ～ 2.0 g·kg⁻¹·d⁻¹。患者每日的蛋白质需求也可以通过 24 h 尿 UUN 的测定进行估计：每日蛋白质的需求量（g/d）=（UUN+4）× 6.25。

　　3. 营养支持途径的选择　肠内营养具有刺激胃肠道蠕动、刺激胃肠激素分泌、改善肠道血液灌注、预防急性黏膜病变、保护胃肠黏膜屏障、减少致病菌定植和细菌移位等优势。目前，针对多种疾病（外伤、烧伤、胰腺炎、外科术后等）的多个 meta 分析均显示，肠内营养较肠外营养可以降低感染风险、减少总并发症和缩短住院时间。同时，肠外营养的风险 / 获益比较肠内营养小。因此，对于无肠内营养禁忌，能够耐受肠内营养的患者应首先考虑肠内营养。而对于不能实施肠内营养或肠内营养不能满足热量和蛋白质需求的高危营养风险患者可考虑肠外营养。

临床上最常用的肠内营养方式为胃内喂养和空肠内喂养。经鼻胃管肠内营养更符合胃肠道的生理特性，对操作者经验要求不高，进而避免肠内营养支持治疗的延迟。然而，肠内营养制剂输注的位置降低时（如从胃部降低到小肠近段时），可以明显减少反流和误吸的风险。一项综合 12 项随机对照试验的 meta 分析结果显示，与鼻胃管肠内营养相比，鼻肠管肠内营养可以明显降低呼吸机相关肺炎的发生风险。但鼻肠管的放置对操作者要求较高，因此，可能延迟胃肠营养支持治疗的实施。

长期放置鼻胃管可能发生鼻孔溃疡、食管溃疡、食管狭窄、吸入性肺炎等并发症。因此，对于放置鼻胃管超过 4 周的患者，可考虑 PEG。FOOD 研究（第 3 部分）将 321 例伴吞咽障碍的急性卒中患者随机分为 PEG 胃肠营养组和经鼻胃管胃肠营养组，主要终点结局为患者入组后 6 个月死亡或不良预后。意向性分析结果显示，与经鼻胃管胃肠营养组相比，PEG 胃肠营养组增加了患者死亡率 1.0%（95%CI –10.0% ～ 11.9%，P=0.9）和死亡或不良预后联合终点 7.8%（95%CI 0 ～ 15.5%，P=0.05）。因此，卒中伴有吞咽障碍的患者在急性期不建议使用 PEG 进行营养支持。

4.肠内营养制剂的选择　目前国际上关于特定营养配方选择的相关数据相对较少。临床上主要根据患者胃肠功能、合并症、并发症等因素综合考虑，选择不同特点的肠内营养制剂。对于胃肠道功能正常患者，首选整蛋白标准配方，有条件时选用含有膳食纤维的整蛋白标准配方；对于消化或吸收功能障碍患者，可选用短肽型或氨基酸型等预消化配方；对于腹泻或便秘患者，可选择富含膳食纤维配方；对于糖尿病或血糖增高患者，可选用低糖配方；对于高脂血症或血脂升高患者，可选用高蛋白低脂配方；对于限制液体入量患者，可选用高能量密度配方。

5. 肠内营养开始的时间 FOOD 研究（第 2 部分）将859 例伴吞咽障碍的急性卒中患者随机分为早期（入院 7 d内）肠内管饲营养组（早期仅给予必要的肠外碳水化合物补充）和延迟（入院 7 d 后）肠内管饲营养组，主要终点结局为患者入组后 6 个月死亡或不良预后。意向性分析结果显示，6 个月后早期肠内营养患者绝对死亡风险比延迟肠内营养患者降低 5.8%（95%CI –0.8% ～ 12.5%，P=0.09），死亡和不良预后降低 1.2%（95%CI –4.2% ～ 6.6%，P=0.7）。由此提示，卒中伴吞咽障碍患者早期肠内喂养可降低病死率。一项 meta 分析显示，与延迟肠内营养相比，入院24 ～ 48 h（平均 36 h）给予肠内营养可以明显降低患者感染和死亡的风险。

（五）卒中后营养支持方案实施

对于接受肠内营养支持治疗的患者，建议床头持续

抬高 ≥ 30°。输注容量要从少到多,即首日 500 mL,逐渐(2 ~ 5 d 内)达到全量;输注速度要从慢到快,即首日肠内营养输注速度 20 ~ 50 mL/h,次日起逐渐加至 80 ~ 100 mL/h,12 ~ 24 h 内输注完毕。建议使用营养输注泵控制输注速度。输注管道要每 4 小时用 20 ~ 30 mL 温水冲洗 1 次,每次中断输注或给药前后用 20 ~ 30 mL 温水冲洗管道。

(六)卒中后营养支持动态监测

对于接受肠内营养支持治疗的患者,临床医师应每日通过体格检查监测肠鸣音、排气排便情况、腹部形态和液体容量等情况。肠内营养时,应密切监测恶心、呕吐、腹泻、腹胀、呕血、黑便等消化道症状,以及误吸的症状体征。护师应定时检测管饲深度以及胃残余液量、颜色和性状等。

应确立患者热量和蛋白质需求的目标,动态监测目标达标情况。同时,临床医师应关注患者累积能量缺乏情况,并进行相关记录。有研究显示累积能量缺乏与不良临床结局事件明显相关。

再进食综合征是一种对长期饥饿、严重营养不良或营养应激患者实施营养支持治疗时出现的体液和电解质代谢紊乱的临床综合征。对 BMI < 20 kg/m² 、入院前明显体重减轻、长时间禁食的患者,营养支持治疗开始后,应密切监测电解质异常(如低钾血症、低磷血症、低镁血症等)

和体液容量。

腹泻是胃肠营养支持治疗常见的并发症。腹泻可引起电解质紊乱、脱水、皮肤溃疡和伤口感染。虽然营养支持治疗相关腹泻是多因素作用的结果，如营养制剂配方、输注模式、营养液污染等。另外，难辨梭状芽孢杆菌感染也是重要原因之一（占 17% ～ 22%）。

对于血糖增高患者，应根据血糖的变化调整营养制剂输注速度和胰岛素输注剂量。胰岛素输注时，应密切监测血糖。血脂异常患者应每周监测血脂。应每天监测液体出入量。电解质和生化指标根据实际情况调整检测频率。

对于住院患者，应定期进行人体测量（如 BMI、三头肌皮褶厚度、上臂肌围）、人体成分分析（如血清白蛋白、前白蛋白、转铁蛋白、淋巴细胞计数等）、能量代谢测定、生化指标检查和营养风险筛查等，根据结果调整摄入能量及特定营养素的供给。

（七）卒中后营养标准化管理流程

卒中后营养标准化管理的原则是在循证医学指南和标准的指导下，采用符合临床逻辑和习惯的路径，尽早确定有营养不良或营养风险的患者，制订个体化营养支持方案，并密切监测营养支持治疗的并发症、效果，及时反馈，动态调整营养支持治疗方案。在这样的原则指导下，本专家共识推荐"营养风险筛查（Screening）—营养状态评估（Assessment）—营养支持方案制订（Plan）—营养支持方案实施（Intervention）—监测和随访（Monitoring）"的 SAPIM 模式（图 4-1）。以 NRS2002 为例，图 4-2 展示了 SAPIM 模式下卒中后营养管理的标准临床路径。

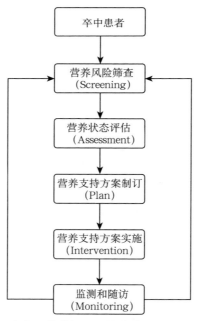

图 4-1　卒中后营养标准化管理模式（SAPIM 模式）

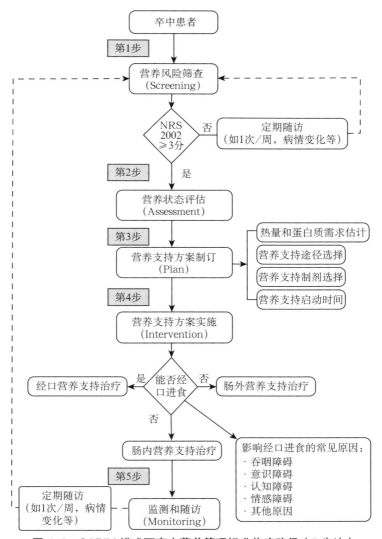

图4-2 SAPIM模式下卒中营养管理标准临床路径（5步法）

第1步：营养风险筛查——采用 NRS2002 评价患者的营养状态和营养不良风险。

第2步：营养状态评估——对营养不良或有营养风险的卒中患者（NRS2002 评分 ≥ 3 分）进一步进行营养评价，重点包括患者目前营养的摄入情况，阻碍有效营养摄入的相关因素（如吞咽障碍、意识障碍、认知障碍、情感障碍、应激性溃疡等）。

第3步：营养支持方案制订——根据营养风险评价和营养状态评价的结果，制订卒中后营养支持治疗干预策略（主要有热量需求、蛋白质需求、营养支持途径、营养制剂选择、营养支持启动时间等）。

第4步：营养支持方案实施——对于确定营养支持治疗的患者，根据预定营养支持方案实施营养支持治疗。对于营养风险高危患者或营养摄入不足的患者，首先可考虑经口营养支持。如经口营养支持不适合、失败或不能实现的患者，可咨询营养支持团队或遵循相关临床指南，考虑肠内管饲营养或肠外营养。

第5步：监测和随访——动态监测营养支持治疗的并发症和达标效果等，反馈指导营养支持治疗方案的调整。

（八）卒中后营养未来的研究方向

卒中后营养管理的相关研究尚处在初级阶段，有许多自然科学问题和社会科学问题尚未被回答。本专家共识建议我国未来卒中后营养的相关研究重点聚焦以下几个方面：①开展队列研究明确我国卒中后营养不良或营养风险的发生情况、危险因素以及对卒中结局的影响；②开展大规模、多中心、随机对照试验，探索早期基于卒中后营养风险的分层营养支持治疗对卒中结局的影响；③开展卒中后营养不良管理质量监测与改进研究，制定卒中后营养不良标准化管理路径、关键绩效指标，探索监测和持续改进的管理模式。

三、推荐建议

1. 所有卒中患者均应在住院后 24 h 内接受营养状态和营养风险评价。

2. 所有卒中患者均应在住院后 24 h 内接受吞咽障碍的筛查（饮水试验）。

3. 对于卒中后营养状态正常或低营养风险的患者，不需要特殊营养支持治疗。

4. 对于卒中后存在高营养风险或不能通过自主经口进食获得足够营养的卒中患者，需要考虑营养支持治疗。

5. 当卒中患者需要营养支持治疗时，建议咨询营养师或营养支持团队协助制订营养支持治疗方案和监测营养支持治疗效果。

6. 在实施营养支持治疗前，卒中患者均应通过经验证的营养风险筛查量表（如 NRS2002、NUTRIC 评分等）筛查营养风险。

7. 在实施营养支持治疗前，应对影响营养支持方案制订和实施的相关因素进行进一步的营养评估。

8. 制订卒中营养支持治疗方案时，需要对热量需求进行估计，从而确定营养支持治疗的目标。

9. 制订卒中营养支持治疗方案时，需要对患者的蛋白质需求进行估计，并在营养支持治疗过程中动态监测。

10. 选择营养支持治疗途径时，应首先考虑肠内营养。当卒中患者肠内营养存在禁忌证、不可实施或不能满足热量和蛋白质需求时，可考虑肠外营养。

11. 急性卒中患者应在发病 7 d 内开始胃肠道内营养。

12. 卒中患者需要管饲肠内营养支持治疗时，应首先选择鼻胃管或口胃管进行肠内营养支持治疗。

13. 卒中患者需要管饲肠内营养支持治疗时，应用鼻胃管超过 4 周时，可考虑 PEG 肠内营养。

14. 当患者存在胃食管反流病病史、胃食管反流的症状和体征或误吸风险时，建议采用持续滴注喂养方式。

15. 当对卒中患者使用十二指肠管或空肠管管饲喂养时，建议采用持续滴注喂养方式。

16. 对于需要营养支持治疗的卒中患者，肠内营养支持治疗应在住院后 24 ～ 48 h 内开始启动。

17. 对于需要营养支持治疗的卒中患者，虽然肠内营养支持治疗应在住院 24 ～ 48 h 内开始启动，但达到营养支持治疗目标的时间尚不确切。建议根据患者耐受情况，于接受肠内营养支持治疗后数日内逐渐达标。

18. 对于接受营养支持治疗的卒中患者，临床医师应每天通过体格检查监测患者接受肠内营养支持治疗的反应。

19. 对于接受营养支持治疗的卒中患者，营养支持团队需要监测热量需求达标情况、累积热量缺失情况，以及不恰当肠内营养终止等情况。

20. 对于接受营养支持治疗的卒中患者，临床医师需要评估患者的误吸风险。

21. 对于接受营养支持治疗并发生腹泻的卒中患者，临床医师需要对腹泻的原因进行评估，并制订相应的干预措施。

22. 当卒中患者肠内营养存在禁忌证、不可实施或不能满足热量和蛋白质需求时，应尽快实施肠外营养。

23. 当患者存在静脉炎风险损失静脉通道、营养供给不足等情况时，应避免使用周围静脉肠外营养。

24. 联合应用肠内营养和肠外营养进行营养支持治疗时，当经肠内营养能够达到热量和蛋白质需求的 60% 时，可以逐渐停用肠外营养。

25. 卒中后营养风险筛查和营养评价应作为卒中医疗质量监测和持续改进的一个组成部分。

26. 卒中后营养风险筛查应作为卒中医疗质量监测和持续改进的一个关键绩效指标。

27.卒中后营养标准化管理，推荐"营养风险筛查（Screening）—营养状态评估（Assessment）—营养支持方案制订（Plan）—营养支持方案实施（Intervention）—监测和随访（Monitoring）"的 SAPIM 模式。

参考文献

[1] MOZAFFARIN D，BENJAMIN E J，GO A S，et al. Heart disease and stroke statistics—2015 update：a report from the American Heart Association[J/OL]. Circulation，2015，131（4）：e29-e322[2022-06-06]. https://doi.org/10.1161/CIR.0000000000000152.

[2] COLLABORATORS G B D N. Global，regional，and national burden of neurological disorders，1990—2016：a systematic analysis for the global burden of disease study 2016[J]. Lancet Neurol，2019，18（5）：459-480.

[3] WU S M，WU B，LIU M，et al. Stroke in China：advances and challenges in epidemiology，prevention，and management[J]. Lancet Neurol，2019，18（4）：394-405.

[4] COLLABORATORS GBDLRoS，FEIGIN V L，NGUYEN G，et al. Global，regional，and country-specific lifetime risks of stroke，1990 and 2016[J]. N Engl J Med，2018，379（25）：2429-2437.

[5] WANG W Z，JIANG B，SUN H X，et al. Prevalence，incidence，and mortality of stroke in China：results from a nationwide population-based survey of 480 687 Adults[J]. Circulation，2017，135（8）：759-771.

[6] DALYs G B D，COLLABORATORS H. Global，regional，and national disability-adjusted life-years（DALYs）for 359 diseases and injuries and healthy life expectancy（HALE）for 195 countries and territories，1990—2017：a systematic analysis for the global burden of disease study 2017[J]. Lancet，2018，392（10159）：1859-1922.

[7] SANCHEZ-MORENO C, JIMENEZ-ESCRIG A, MARTIN A. Stroke: roles of B vitamins, homocysteine and antioxidants[J]. Nutr Res Rev, 2009, 22（1）: 49-67.

[8] COLLABORATION F T. Poor nutritional status on admission predicts poor outcomes after stroke: observational data from the FOOD trial[J]. Stroke, 2003, 34（6）: 1450-1456.

[9] WIRTH R, SMOLINER C, JAGER M, et al. Guideline clinical nutrition in patients with stroke[J]. Exp Transl Stroke Med, 2013, 5（1）: 14.

[10] STAVROULAKIS T, MCDERMOTT C J. Enteral feeding in neurological disorders[J]. Pract Neurol, 2016, 16（5）: 352-361.

[11] MCCLAVE S A, DIBAISE J K, MULLIN G E, et al. ACG clinical guideline: nutrition therapy in the adult hospitalized patient[J]. Am J Gastroenterol, 2016, 111（3）: 315-334.

[12] WHITE J V, GUENTER P, JENSEN G, et al. Consensus statement of the Academy of Nutrition and Dietetics/American Society for Parenteral and Enteral Nutrition: characteristics recommended for the identification and documentation of adult malnutrition（undernutrition）[J]. J Acad Nutr Diet, 2012, 112（5）: 730-738.

[13] HEYLAND D K, DHALIWAL R, JIANG X R, et al. Identifying critically ill patients who benefit the most from nutrition therapy: the development and initial validation of a novel risk assessment tool[J/OL]. Crit Care, 2011, 15（6）: R268[2022-06-06]. https://doi.org/10.1186/cc10546.

[14] KONDRUP J, JOHANSEN N, PLUM L M, et al. Incidence of nutritional risk and causes of inadequate nutritional care in hospitals[J]. Clin Nutr, 2002, 21（6）: 461-468.

[15] STARKE J, SCHNEIDER H, ALTEHELD B, et al. Short-term individual nutritional care as part of routine clinical setting improves outcome and quality of life in malnourished medical patients[J]. Clin Nutr, 2011, 30（2）: 194-201.

[16] SAKAI T，MAEDA K，WAKABAYASHI H，et al. Nutrition support team intervention improves activities of daily living in older patients undergoing in-patient rehabilitation in Japan：a retrospective cohort study[J]. J Nutr Gerontol Geriatr，2017，36（4）：166-177.

[17] HUTCHINSON E，WILSON N. Acute stroke，dysphagia and nutritional support[J/OL]. Br J Community Nurs，2013，Suppl：S26-S29[2022-06-06]. https://doi.org/10.12968/bjcn.2013.18.sup5. s26.

[18] ANTHONY P S. Nutrition screening tools for hospitalized patients[J]. Nutr Clin Pract，2008，23（4）：373-382.

[19] KONDRUP J. Nutritional-risk scoring systems in the intensive care unit[J]. Curr Opin Clin Nutr Metab Care，2014，17（2）：177-182.

[20] KONDRUP J，ALLISON S P，ELIA M，et al. ESPEN guidelines for nutrition screening 2002[J]. Clin Nutr，2003，22（4）：415-421.

[21] MCCLAVE S A，MARTINDALE R G，KIRALY L. The use of indirect calorimetry in the intensive care unit[J]. Curr Opin Clin Nutr Metab Care，2013，16（2）：202-208.

[22] SCHLEIN K M，COULTER S P. Best practices for determining resting energy expenditure in critically ill adults[J]. Nutr Clin Pract，2014，29（1）：44-55.

[23] DALY J M，HEYMSFIELD S B，HEAD C A，et al. Human energy requirements：overestimation by widely used prediction equation[J]. Am J Clin Nutr，1985，42（6）：1170-1174.

[24] STAPLETON R D，JONES N，HEYLAND D K. Feeding critically ill patients：what is the optimal amount of energy？ [J/OL]. Crit Care Med，2007，35（9 Suppl）：S535-S540[2022-06-06]. https://doi.org/10.1097/01.CCM.0000279204.24648.44.

[25] NEELEMAAT F，VAN BOKHORST-DE VAN DER SCHUEREN

M A, THIJS A, et al. Resting energy expenditure in malnourished older patients at hospital admission and three months after discharge: predictive equations versus measurements[J]. Clin Nutr, 2012, 31 (6): 958-966.

[26] ALLINGSTRUP M J, ESMAILZADEH N, WILKENS KNUDSEN A, et al. Provision of protein and energy in relation to measured requirements in intensive care patients[J]. Clin Nutr, 2012, 31 (4): 462-468.

[27] WEIJS P J, SAUERWEIN H P, KONDRUP J. Protein recommendations in the ICU: g protein/kg body weight-which body weight for underweight and obese patients? [J]. Clin Nutr, 2012, 31 (5): 774-775.

[28] DICKERSON R N, PITTS S L, MAISH G O 3rd, et al. A reappraisal of nitrogen requirements for patients with critical illness and trauma[J]. J Trauma Acute Care Surg, 2012, 73 (3): 549-557.

[29] BRAUNSCHWEIG C L, LEVY P, SHEEAN P M, et al. Enteral compared with parenteral nutrition: a meta-analysis[J]. Am J Clin Nutr, 2001, 74 (4): 534-542.

[30] MOORE F A, FELICIANO D V, ANDRASSY R J, et al. Early enteral feeding, compared with parenteral, reduces postoperative septic complications. The results of a meta-analysis[J]. Ann Surg, 1992, 216 (2): 172-183.

[31] GRAMLICH L, KICHIAN K, PINILLA J, et al. Does enteral nutrition compared to parenteral nutrition result in better outcomes in critically ill adult patients? A systematic review of the literature[J]. Nutrition, 2004, 20 (10): 843-848.

[32] PETER J V, MORAN J L, PHILLIPS-HUGHES J. A meta analysis of treatment outcomes of early enteral versus early parenteral nutrition in hospitalized patients[J]. Crit Care Med, 2005, 33 (1): 213-220.

[33] SINGH N, SHARMA B, SHARMA M, et al. Evaluation of early enteral feeding through nasogastric and nasojejunal tube in severe acute pancreatitis: a noninferiority randomized controlled trial[J]. Pancreas, 2012, 41（1）: 153–159.

[34] DHALIWAL R, CAHILL N, LEMIEUX M, et al. The Canadian critical care nutrition guidelines in 2013: an update on current recommendations and implementation strategies[J]. Nutr Clin Pract, 2014, 29（1）: 29–43.

[35] DAVIES A R, MORRISON S S, BAILEY M J, et al. A multicenter, randomized controlled trial comparing early nasojejunal with nasogastric nutrition in critical illness[J]. Crit Care Med, 2012, 40（8）: 2342–2348.

[36] MCCLAVE S A, CHANG W K. Complications of enteral access[J]. Gastrointest Endosc, 2003, 58（5）: 739–751.

[37] WINSTEIN C J, STEIN J, ARENA R, et al. Guidelines for adult stroke rehabilitation and recovery: a guideline for healthcare professionals from the American Heart Association/ American Stroke Association[J/OL]. Stroke, 2016, 47（6）: e98–e169[2022–06–06]. https://doi.org/10.1161/ STR.0000000000000098.

[38] DENNIS M S, LEWIS S C, WARLOW C, et al. Effect of timing and method of enteral tube feeding for dysphagic stroke patients （FOOD）: a multicentre randomised controlled trial[J]. Lancet, 2005, 365（9461）: 764–772.

[39] DOIG G S, HEIGHES P T, SIMPSON F, et al. Early enteral nutrition, provided within 24 h of injury or intensive care unit admission, significantly reduces mortality in critically ill patients: a meta–analysis of randomised controlled trials[J]. Intensive Care Med, 2009, 35（12）: 2018–2027.

[40] FAISY C, CANDELA LLERENA M, SAVALLE M, et al. Early ICU energy deficit is a risk factor for staphylococcus aureus

ventilator-associated pneumonia[J]. Chest, 2011, 140（5）: 1254-1260.

[41] HEIDEGGER C P, BERGER M M, GRAF S, et al. Optimisation of energy provision with supplemental parenteral nutrition in critically ill patients: a randomised controlled clinical trial[J]. Lancet, 2013, 381（9864）: 385-393.

[42] FRIEDLI N, STANGA Z, SOBOTKA L, et al. Revisiting the refeeding syndrome: results of a systematic review[J/OL]. Nutrition, 2017, 35: 151-160[2022-06-06]. https://doi. org/10.1016/j.nut.2016.05.016.

[43] CROOK M A. Refeeding syndrome: problems with definition and management[J]. Nutrition, 2014, 30（11/12）: 1448-1455.

[44] THORSON M A, BLISS D Z, SAVIK K. Re-examination of risk factors for non-clostridium difficile-associated diarrhoea in hospitalized patients[J]. J Adv Nurs, 2008, 62（3）: 354-364.

[45] BARTEL B, GAU E. Nosocomial diarrhea: a review of pathophysiology, etiology, and treatment strategies[J]. Hosp Pract（1995）, 2012, 40（1）: 130-138.

（冀瑞俊）

第五章　卒中相关睡眠障碍

　　睡眠障碍是卒中患者的常见症状，2019 年《卒中相关睡眠障碍评估与管理中国专家共识》将 SSD 定义为卒中后首次出现或卒中前已有的睡眠障碍在卒中后持续存在或加重，并达到睡眠障碍诊断标准的一组临床综合征。根据卒中与睡眠障碍实际发生的时间顺序，可分为卒中后睡眠障碍和卒中伴随睡眠障碍。睡眠障碍在卒中患者中的患病率明显高于一般人群，国内外报道为 44% ～ 80%。

　　本章中涉及的卒中类型包括缺血性脑血管病（短暂性脑缺血发作和缺血性卒中）、出血性脑血管病（脑出血）。SSD类型包括失眠、睡眠呼吸障碍（OSA、CSA、混合性睡眠呼吸暂停）、异态睡眠、日间思睡、RLS/PLMS、CRSWDs。SSD 的发生机制复杂多样，因不同睡眠障碍类型而不同。睡眠和觉醒的控制涉及多个系统，当卒中损伤相应结构或通路，如丘脑、下丘脑、基底节、脑干网状结构、额叶底部、眶叶皮质等，导致多种神经递质、细胞因子、免疫因子、神经激素和肽类物质释放失衡，则容易出现睡眠 / 觉醒功能障碍。除了神经解剖部位及神经生物学和化学因素外，SSD 还与机体的整体状态，如年龄、躯体慢病、环境因素和社会心理状态相关。

一、卒中相关失眠

卒中相关失眠的发生率高达 50% 以上，其中 1/3 的患者在卒中前即有失眠症状。卒中相关失眠可能与卒中共患病（如肺部疾病、心脏疾病）、感染、活动受限、应激、情绪、药物使用等因素有关。此外，某些部位的卒中可能与失眠相关，如研究显示右侧大脑半球卒中发生失眠症状的概率高于左侧，脑干背侧或被盖部、丘脑旁正中和外侧、皮质下等部位的损伤可能引起卒中相关失眠。

失眠主要表现为入睡困难、睡眠维持困难和早醒，通常需要 ≥ 30 min 才能入睡（入睡困难），或夜间清醒时间 ≥ 30 min（睡眠维持困难），睡眠终止时间比期望醒来时间提前至少 30 min（晨间早醒）。某些患者可出现睡眠倒错，即白天睡眠增多，夜间出现失眠和激越，甚至出现谵妄状态。

在 ICSD-3 中，根据症状持续时间将失眠分为短期失眠和慢性失眠。短期失眠又称适应性失眠或急性失眠，通常持续数日或数周，短于 3 个月，由可识别的应激源引发。慢性失眠是指每周出现至少 3 次失眠症状，持续至少 3 个月。

卒中相关失眠诊断的前提是发生了卒中事件，同时满足失眠诊断标准，日间功能受损是诊断失眠的必要条件。失眠的诊断标准如下（以下 1 ~ 5 必须全部满足）：

1. 患者自述或照料者观察到患者出现以下 1 种或者多种症状：①入睡困难；②睡眠维持困难；③比期望起床时间更早醒来。

2. 患者自述或照料者观察到患者因为夜间睡眠困难而出现以下 1 种或者多种症状：①疲劳或缺乏精力；②注意力、专注力或记忆力下降；③社交、家庭、职业或学业等能力损害；④情绪易烦躁或易激惹；⑤日间思睡；⑥行为问题（多动、冲动或攻击性）；⑦驱动力、精力或动力缺乏；⑧易犯错或易出事故；⑨对睡眠质量感到忧虑。

3. 上述异常不能单纯以睡眠机会不充足（如充足睡眠时间）或睡眠环境（如环境安全、黑暗、安静、舒适）不佳所解释。

4. 睡眠紊乱和相关日间症状至少每周出现 3 次。

5. 上述症状不能用其他睡眠疾病更好地解释。

对于卒中相关失眠患者，应评估卒中与失眠发生的时间相关性，判断失眠类型，寻找可能的病因或诱因。同时可通过一些筛查工具确定失眠症状的严重程度并监测症状变化，如 PSQI，总分为 21 分，超过 5 分则提示有显著的睡眠障碍（附表 5-1）。失眠患者往往合并抑郁和焦虑，因此常规评估中应行相关筛查。多数患者并不需要其他诊断性检查，病史采集应关注其他合并的睡眠障碍，如睡眠呼吸暂停和 RLS，特定患者可行 PSG。

对急性失眠患者可进行睡眠卫生和健康教育，鼓励卒中患者尽早进行康复锻炼，限制烟、酒、咖啡或茶等兴奋性物质的摄入，晚餐不宜过饱，保持良好的生活习惯，营造良好的睡眠环境，减轻失眠产生的额外心理压力，必要时短期使用助眠药物。若失眠持续存在转为慢性失眠时，CBT 和药物治疗是主要治疗选择。药物治疗包括苯二氮䓬类（艾司唑仑、阿普唑仑等）、非苯二氮䓬类（唑吡坦、佐匹克隆、扎来普隆等）、褪黑素受体激动剂（阿戈美拉汀）、有镇静作用的抗焦虑抑郁药物（曲唑酮、米氮平等）、双食欲素受体拮抗剂等。因苯二氮䓬类药物有明显的肌松作用，所以在卒中相关失眠患者中应慎用，但卒中前长期使用此类药物的患者不宜突然停药。与苯二氮䓬类药物相比，非苯二氮䓬类药物可有效改善睡眠状况，且不良反应发生率较低，安全性较高。CBT 联合药物治疗可明显改善卒中相关失眠症状。此外，中医中药及物理治疗等也可以改善卒中相关失眠症状。

二、卒中相关睡眠呼吸障碍

卒中相关睡眠呼吸障碍主要以间歇性夜间缺氧、睡眠中断和嗜睡为特征，包括 OSA、CSA 和混合性睡眠呼吸暂停，是 SSD 中患病率最高的类型，平均为 60% ～ 70%，卒中相关 OSA 的发生率为 43% ～ 70%。有研究显示缺血性卒中或短暂性脑缺血发作合并睡眠呼吸障碍者 30% 为重度，其中 90% 以上为 OSA。随着体重和年龄的增加，卒中相关OSA 的发病率逐渐增加。目前普遍认为 OSA 是卒中的危险因素，且可增加高血压和心房颤动的风险。缺血性卒中急性期合并 OSA 似乎与卒中复发、神经功能恶化和死亡率增加有关。CSA 较 OSA 相对少见，急性卒中后的 CSA 常呈自限性。

当卒中部位累及脑干腹侧呼吸相关神经元时，可引起运动神经支配咽喉肌功能异常，导致卒中后 OSA 或加重既往 OSA 症状。OSA 患者症状与体位相关，仰卧位往往加重其症状，这种现象在卒中急性期、肢体瘫痪和意识障碍的患者中尤为明显。呼吸暂停发生或加重与仰卧位时舌及咽喉部软组织受重力影响下垂有关，也可能是卒中急性期的暂时现象。

卒中相关睡眠呼吸障碍可表现为夜间入睡困难、打鼾、呼吸节律异常、呼吸暂停及其所引发的睡眠维持困难等，严重者可能因睡眠负债增加抑制睡眠觉醒反应，导致患者在睡眠中死亡。清晨觉醒后，患者多主诉有头痛、疲乏、日间过度思睡、注意力不集中、记忆力减退、情绪不稳定等症状。部分卒中患者还可能出现某些异常呼吸模式，如陈 - 施呼吸。卒中患者可能没有睡眠呼吸障碍的典型临床特征，如白天嗜睡和打鼾。卒中患者存在以下临床特征提示睡眠呼吸障碍的风险增加：肥胖、收缩期高血压、夜间氧饱和度下降以及卒中严重程度恶化。

卒中相关睡眠呼吸障碍的诊断需临床结合 PSG。最常用的筛选问卷是柏林问卷、Epworth 嗜睡量表（附表

5-2）和 Stop-Bang 问卷（睡眠呼吸暂停初筛问卷）（附表 5-3）。PSG 是公认的诊断 OSA 的"金标准"，可以准确监测血氧饱和度、鼻气流和呼吸运动。根据 ICSD-3 的诊断标准，成人 OSA 的诊断需要具备以下第 1+ 第 2 项或第 3 项。

1.以下表现至少出现一项：①患者主诉困倦、非恢复性睡眠、乏力或失眠；②因憋气或喘息从睡眠中醒来；③同寝室或其他目击者报告患者在睡眠期间存在习惯性打鼾、呼吸中断或二者皆有；④已确诊高血压、心境障碍、认知障碍、冠心病、脑血管病、充血性心力衰竭、心房颤动或 2 型糖尿病。

2.PSG 或 OCST 证实：PSG 或 OCST 监测期间发生以阻塞性为主的呼吸事件≥每小时 5 次（包括阻塞性呼吸暂停、混合性呼吸暂停、RERAs）。

3.PSG 或 OCST 证实：PSG 或 OCST 监测期间发生以阻塞性为主的呼吸事件≥每小时 15 次（包括呼吸暂停、低通气或 RERAs）。

该诊断标准同样适用于卒中患者，不要求有其他症状。

2014 年美国心脏学会 / 美国卒中学会的卒中预防指南推荐将使用多导睡眠图筛查 OSA 纳入卒中的二级预防。加拿大卒中最佳实践推荐支持对所有卒中或短暂性脑缺血发作患者筛查 OSA，美国睡眠医学会临床实践指南推荐对有 OSA 症状的卒中或短暂性脑缺血发作患者进行多导睡眠图检查。尽管 2018 年美国卒中早期管理指南不建议对卒中患者在发病 2 周内进行 OAS 的常规筛查和评估，但考虑到缺氧导致的一系列损害对急性卒中患者的危害，对于有 OAS 高危因素的患者，仍建议在有条件的中心开展筛查和（或）PSG 监测和治疗。诊断性检查的时机选择须考虑到患者病情的稳定性和配合检查的能力。

　　治疗时首先避免可能加重睡眠呼吸障碍的因素，如镇静催眠药的使用。对卒中患者 OSA 的干预研究主要集中在体位干预治疗和 CPAP，应早期、个体化积极治疗，需要多学科综合协调处理。在卒中急性期，对于轻中度 OSA 及体位性 OSA 患者，体位干预治疗是一种简单、易行、费用低且有效的方法，患者及家属依从性较好。对于中重度及体位治疗无效的 OSA 患者，CPAP 是治疗卒中相关 OSA 的一线方法。对于经无创气道正压治疗仍不能纠正缺氧和频繁呼吸暂停，或意识障碍进行性加重、呼吸道感染、窒息以及中枢性肺通气不足的患者，可考虑有创辅助通气治疗。值得注意的是，替格瑞洛（新型 P2Y12 受体拮抗剂）越来越多地被用于卒中的二级预防。如已开始使用替格瑞洛的患者正在考虑自动调节 CPAP 治疗，医师应注意替格瑞洛可能导致 OSA 转变为 CSA。在卒中恢复期，应尽量保证侧卧位睡眠或抬高床头，戒烟戒酒，谨慎服用镇静催眠药物，并进行长期随访以确定是否需继续治疗。

三、卒中相关异态睡眠

异态睡眠是指在入睡、睡眠期间或从睡眠中觉醒时发生的非自主性躯体行为或体验。异态睡眠可以发生在NREM 期、REM 期、从清醒向睡眠转换或睡眠向觉醒转换阶段。这些异常行为包含运动行为、情绪、感知、做梦和自主神经系统功能相关的睡眠异常，可能导致自伤或伤及同床者、睡眠中断、不良健康效应和不良的心理社会效应。

RBD 是常见的 REM 期异态睡眠，急性卒中患者RBD 的患病率为 10.9%，脑干梗死患者的 RBD 患病率为22.2%，明显高于其他部位梗死者。REM 期间对运动活动的正常生理抑制是多个神经元回路的累积结果，这些神经元回路主要起源于脑桥，最终终止于脊髓运动神经元。目前尚不清楚引起 RBD 的确切机制，当脑干相应部位病变导致脑桥中的蓝斑下区复合体功能障碍或 REM 相关神经元功能异常时，导致无法抑制脊髓运动神经元，REM 期间肌张力降低的状态消失，从而发生 RBD。

RBD 症状主要发生在睡眠期的后半段，患者常存在鲜活恐怖或暴力的梦境，并且在 REM 期间伴随梦境出现相关的肢体活动、梦呓和情绪反应，症状发生频率不定，部分患者的暴力行为可能造成自身或同床者伤害。患者清醒后可清晰回忆梦境内容，但多对睡眠中出现的异常行为无记忆。

RBDSQ（附表 5-4）与 RBD 问卷 - 香港版均可用于 RBD 筛查，且后者可用于评估 RBD 的发作频率和严重程度；RBD 严重程度量表可用于评估患者症状的轻重；其他量表包括 RBD1Q 和 MSQ。PSG 是诊断卒中相关异态睡眠的最重要的客观依据，即使检查时没有发生异常行为，但 REM 期骨骼肌失弛缓现象是特征性的表现，并且是诊断所需。PSG 也有助于鉴别 NREM 期异态睡眠、夜间癫痫发作、周期性肢体运动、睡眠呼吸障碍等疾病。

卒中相关 RBD 的诊断应同时满足卒中和 RBD 的诊断标准。

根据 ICSD-3 诊断标准，RBD 诊断需要同时符合下列第 1～4 项：

1. 重复发作的睡眠相关的发声和（或）复杂动作。

2.PSG 证实这些行为发生在 REM 期，或基于梦境扮演病史，推测该行为发生在 REM 期。

3.PSG 证实 REM 期无肌张力缺失。

4. 不能用其他睡眠障碍、精神障碍、内科疾病、药物或物质滥用解释。

RBD 治疗的重点是减少行为事件和防止睡眠相关损伤。为降低 RBD 对患者本人及照料者的伤害风险，应首先建立安全的睡眠环境，如果患者的行为持续且有风险，则建议单独睡眠。尽可能停用或避免使用已知会加重 RBD 的药物，包括 5- 羟色胺能抗抑郁药，同时治疗并发的其他睡眠障碍，如 OSA 等。褪黑激素和氯硝西泮均能有效抑制多数患者的 RBD 行为。睡前给予大剂量褪黑激素（6 ～ 18 mg）可增强 REM 时的肌张力降低并改善 RBD 症状，但其机制不明，目前尚缺乏证据显示褪黑素对卒中风险的影响。氯硝西泮可在睡前小剂量给药（0.5 ～ 1 mg），但是对卒中相关 RBD 患者使用氯硝西泮时需要考虑卒中病变部位，尤其是对脑干梗死的患者，需权衡呼吸抑制、肌松及跌倒风险等。胆碱能药物（如卡巴拉汀、多奈哌齐）和多巴胺能药物（如左旋多巴、罗匹尼罗、普拉克索）的使用存在争议。

四、卒中相关日间思睡

国内报道中，卒中相关日间思睡患病率为 36.96%，发生机制可能与卒中直接或间接损伤睡眠 – 觉醒相关的神经结构、影响相关神经递质的生成和传递有关。双侧皮质病变或中线结构病变破坏了促觉醒脑干区域或其投射至前脑的上行传导通路时，会破坏觉醒功能。丘脑、脑干、皮质下等部位卒中或多发梗死的患者易发生严重的日间思睡。另外，睡眠不足是日间思睡的常见病因，某些睡眠疾病也是卒中相关日间思睡的重要危险因素，如睡眠呼吸暂停。卒中后常见嗜睡和疲劳，睡眠过多会影响卒中患者的康复，可能与结局不良有关。日间思睡可能与脑小血管疾病有关。

ICSD-3 将日间思睡定义为无法在日间主要清醒期间保

持觉醒和警觉，并且几乎每日都会在无意间或在不适当的时间睡觉，持续至少 3 个月。临床主要表现为在日间应该维持清醒的主要时段不能保持清醒和警觉，出现难以抑制的困倦欲睡，甚至突然入睡，造成意外风险，可能伴有注意力、记忆和认知的下降。一般来说，日间思睡会在数月内改善，而认知障碍等其他缺陷则会持续存在，但对于一些双侧卒中患者，睡眠过多甚至可能持续数年。

ESS 是主观的嗜睡测量方法，可用于筛查患者是否有过度嗜睡，总分范围为 0 ~ 24 分，分数越高则嗜睡程度越高，分数 > 10 分，则符合过度嗜睡。MSLT 是检测日间嗜睡的客观方法。

卒中相关日间思睡的诊断应同时符合卒中和日间思睡诊断标准。

根据 ICSD-3 诊断标准，由疾病引起的日间思睡诊断必须满足以下第 1 ~ 4 项：

1. 每日出现难以克制的困倦欲睡或非预期的日间入睡。

2. 日间嗜睡是明确的基础疾病或神经系统疾病的结果。

3. 如果进行 MSLT，可见平均睡眠潜伏期 ≤ 8 min，睡眠起始 REM 期少于 2 次。

4. 嗜睡和（或）MSLT 结果不能用其他未治疗的睡眠疾病、精神疾病、药物或毒品作用更好地解释。

关于卒中相关日间思睡尚缺乏大样本及系统性研究，应着力于治疗基础疾病并尽可能地提供对症治疗。推荐的非药物治疗主要包括：①积极睡眠卫生管理，包括良好的睡眠环境、规律的作息时间、日间适量的运动、睡前行为指导等；②高压氧治疗、康复训练可能有益。对于药物治疗，多巴胺类药物及莫达非尼、哌甲酯等中枢兴奋剂等可能有效。此外，研究显示卒中患者日间思睡与 RLS、肥胖、糖尿病相关，积极控制相关危险因素可能减少卒中相关日间思睡的发生，改善日间思睡的临床症状。有研究采用胞磷胆碱钠联合抗抑郁剂治疗发作性睡病，可以改善嗜睡症状，其机制与提高脑干网状上行激活系统的功能有关。通过提高网状激活系统的去甲肾上腺素、多巴胺、5-羟色胺、胆碱等多种神经递质水平，促进觉醒，维持觉醒水平从而改善日间嗜睡的症状。

五、卒中相关不宁腿综合征 / 睡眠中周期性肢体运动

卒中相关 RLS 是一种常见的睡眠相关运动障碍，患病率为 2.3% ～ 15.1%。卒中相关 PLMS 临床相对少见，PLMS 的数量增加到一定程度引起的临床睡眠障碍称 PLMD。卒中患者，尤其是基底节、内囊和放射冠区梗死的患者，常同时存在 RLS 和 PLMD。RLS/PLMD 可导致睡眠剥夺、失眠，增加卒中风险。RLS 的发病机制可能涉及中枢神经系统铁缺乏，或基底节、丘脑、脑干病变引起皮质脊髓束、脑桥核、脑桥小脑纤维损伤，或卒中导致神经纤维束阻断、脊髓去抑制，还可能与多种其他

神经递质异常、遗传、周围神经病、医源性损伤等多种因素。

RLS主要表现为在夜间睡眠时或处于安静状态下,双下肢出现极度的难以抑制的不适感,如爬行感、麻刺感、烧灼感、蚁行感,具有强烈的活动肢体的愿望,多于傍晚或夜间出现,活动后可暂时缓解。RLS最常见于腿部,部分患者也可累及上肢、髋部、躯干和面部,造成患者入睡困难。在睡眠时,多数RLS患者有特征性的睡眠期周期性肢体运动,伴或不伴从睡眠中觉醒,表现为睡眠期间周期性出现反复、高度刻板的肢体运动,以下肢远端常见(偶见于上肢),典型表现是大拇趾伸展,常伴有踝关节、膝关节部分性屈曲,有时也可累及髋部。

卒中相关RLS/PLMD的诊断应同时符合卒中及RLS/PLMD诊断标准。

RLS的诊断标准必须同时满足以下第1～5项:

1. 有活动双下肢的强烈愿望,常伴随双下肢不适感,或不适感导致了活动欲望。

2. 强烈的活动欲望及不适感出现在休息或不活动(如患者处于卧位或坐位)时,或在休息或不活动时加重。

3. 活动(如走动或伸展腿)过程中,强烈的活动欲望及不适感可得到部分或完全缓解。

4. 强烈的活动欲望及不适感在傍晚或夜间加重,或仅出现在傍晚或夜间。

5. 以上表现不能单纯由一种疾病或现象解释,如肌痛、静脉瘀滞、下肢水肿、关节炎、下肢痉挛、体位不适、习惯性拍足等。

　　RLS 的诊断不需要多导睡眠图评估，主观量表评估包括对症状严重程度、生活质量和症状恶化严重程度的评估。IRLS（附表 5-5）是最常用的 RLS 症状严重程度评估量表；QoL-RLS 是应用较为广泛的 RLS 患者生活质量评估量表；ASRS 是唯一可对症状恶化严重程度进行分级的评估量表。PLMD 诊断的主要评估手段是 PSG 监测，诊断标准要求成人每小时睡眠有 15 次以上（儿童有 5 次以上）PLMS，导致有临床意义的睡眠障碍或精神、躯体、社会、职业、教育、行为方面的损害，且不能由其他疾病所解释。

　　RLS 是可以治疗的，治疗目标是减轻或消除症状，改善患者的日间功能、睡眠和生活质量。首先需要控制危险因素，保证营养，纠正可能的铁缺乏，适度运动，可采用散步、骑车、浸泡患肢和腿部按摩等方法缓解症状。药物疗法的效果通常较好，应用的主要药物种类包括 α-2-δ 电压门控钙通道配体（如普瑞巴林、加巴喷丁）、多巴胺能药物（如罗匹尼罗、普拉克索）、阿片类和苯二氮䓬类。PLMD 的治疗方法与 RLS 相似，但相关支持性数据要少得多。严重的 RLS 常需终身用药，难治性患者可考虑联合用药，目前没有专门的研究及文献报道卒中相关 RLS 的药物治疗。

六、卒中相关昼夜节律相关睡眠 – 觉醒障碍

卒中相关 CRSWDs 是一种因昼夜时间维持系统、诱导系统变化或内源性昼夜节律与外部环境间不同步所引起的各种睡眠觉醒障碍，其发病机制尚不清楚，发生在纹状体、丘脑、中脑和脑桥的卒中患者易发生 CRSWDs，可能同时伴有失眠，出现睡眠 – 觉醒节律颠倒现象。除卒中损伤外，多种因素可促使 CRSWDs 发生，包括环境因素（如噪声、灯光、医疗操作）、合并症（心力衰竭、睡眠呼吸障碍、癫痫、感染和发热等）、某些药物影响睡眠、心理因素（焦虑、抑郁、精神压力）等。

CRSWDs 包括以下几种：睡眠时相延迟障碍、睡眠时相提前障碍、非 24 h 睡眠 – 觉醒节律障碍、无昼夜节律的睡眠障碍、轮班、时差、非特指的昼夜睡眠 – 清醒障碍。CRSWDs 患者因睡眠 – 觉醒模式的紊乱而出现入睡困难、睡眠维持困难、睡眠片段化、晨起困难及日间睡眠增多等症状，影响日间生活功能。

卒中相关 CRSWDs 的诊断应同时符合卒中和 CRSWDs 的诊断标准，关键在于识别时间异常的睡眠 – 觉醒模式，而不仅仅是有失眠或日间困倦的症状。根据 ICSD–3 诊断标准，CRSWDs 总体诊断必须满足以下第 1 ～ 3 项：

1. 睡眠 – 觉醒节律失调长期或反复发作，主要由于内源性昼夜节律定时系统改变，或者由于个人内源性昼夜节

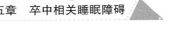

律与期待或需求的生理环境或社会/工作作息时间不匹配所导致。

2. 昼夜节律失调导致一系列失眠或嗜睡，或两者兼有。

3. 睡眠–觉醒节律失调导致有临床意义的痛苦或心理、生理、职业、教育等社会功能的损害。

治疗的主要目标是重构睡眠和觉醒昼夜节律时相，使之与期望或需要的睡眠–觉醒周期相一致。对于睡眠–觉醒节律颠倒现象，需要进行睡眠卫生教育，纠正不良睡眠习惯，制订合适的作息时间表，调控就寝和起床时间，逐步增加日间活动内容与活动量，以延长日间的觉醒时间。抗组胺类药物能延长卒中相关 CRSWDs 患者睡眠时间并减少中途觉醒，进而缩短入睡潜伏期。褪黑素及其受体激动剂能调节睡眠–觉醒生物节律，从而减少睡眠潜伏期和觉醒频率，但疗效目前尚不确切。也可直接针对失眠或日间过度嗜睡进行治疗，联用光疗、声疗、适当运动等非药物方法剥夺白天过多睡眠，诱导和延长夜间睡眠时间。

七、推荐建议

1. SSD 可以表现为多种类型，其中失眠、睡眠呼吸障碍、RBD、日间思睡、RLS/PLMS 及昼夜节律失调较为常见，既可以表现为单一类型，也可以表现为多种类型共病。诊断与鉴别诊断需要结合卒中部位、临床特点、相关量表及 PSG、OCST、MSLT 等多种手段综合判断。

2. 卒中相关失眠的药物治疗需要考虑对原发疾病的不利影响，谨慎使用。强调睡眠卫生教育的重要性。慢性失眠推荐 CBT。

3. 卒中相关的睡眠呼吸障碍强调体位干预、CPAP 治疗，必要时进行机械通气治疗。谨慎使用镇静催眠药物。

4. 卒中相关 RBD 强调建立安全的睡眠环境，考虑到对卒中原发病的潜在风险，氯硝西泮需小剂量、谨慎使用。

5. 卒中相关 RLS/PLMS 的治疗建议纠正可能的铁缺乏，药物治疗推荐普瑞巴林、加巴喷丁、多巴胺受体激动剂等。

6. 卒中相关的日间嗜睡及昼夜节律失调强调生活方式管理及多种非药物治疗手段。

八、附表

附表 5-1　匹兹堡睡眠质量指数（PSQI）

下面是关于可能影响您睡眠的问题，请认真回答，谢谢！

您的工作性质：脑力（　　）体力（　　）

填表提示：以下的问题仅与您过去 1 个月的睡眠习惯有关。你应该对过去 1 个月中多数白天和晚上的睡眠情况作精确的回答，要回答所有的问题。

1. 过去 1 个月你通常上床睡觉的时间是？上床睡觉的时间是＿＿＿＿

2. 过去 1 个月你每晚通常要多长时间（分钟）才能入睡？多少分钟＿＿＿＿＿＿＿

3. 过去 1 个月每天早上通常什么时候起床？起床时间＿＿＿＿＿＿

4. 过去 1 个月你每晚实际睡眠的时间有多少？每晚实际睡眠的

时间＿＿＿＿＿＿＿＿

◆从以下每个问题中选 1 个最符合你的情况作答，打"√"

5. 过去 1 个月你是否因为以下问题而经常睡眠不好？

（A）不能在 30 min 内入睡：

过去 1 个月没有（ ） 每周平均不足 1 个晚上（ ）

每周平均 1 或 2 个晚上（ ） 每周平均 3 个或更多晚上（ ）

（B）在晚上睡眠中醒来或早醒：

过去 1 个月没有（ ） 每周平均不足 1 个晚上（ ）

每周平均 1 或 2 个晚上（ ） 每周平均 3 个或更多晚上（ ）

（C）晚上有无起床上洗手间：

过去 1 个月没有（ ） 每周平均不足 1 个晚上（ ）

每周平均 1 或 2 个晚上（ ） 每周平均 3 个或更多晚上（ ）

（D）不舒服的呼吸：

过去 1 个月没有（ ） 每周平均不足 1 个晚上（ ）

每周平均 1 或 2 个晚上（ ） 每周平均 3 个或更多晚上（ ）

（E）大声咳嗽或打鼾声：

过去 1 个月没有（ ） 每周平均不足 1 个晚上（ ）

每周平均 1 或 2 个晚上（ ） 每周平均 3 个或更多晚上（ ）

（F）感到寒冷：

过去 1 个月没有（ ） 每周平均不足 1 个晚上（ ）

每周平均 1 或 2 个晚上（ ） 每周平均 3 个或更多晚上（ ）

（G）感到太热：

过去 1 个月没有（ ） 每周平均不足 1 个晚上（ ）

每周平均 1 或 2 个晚上（ ） 每周平均 3 个或更多晚上（ ）

（H）做不好的梦：

过去 1 个月没有（ ） 每周平均不足 1 个晚上（ ）

每周平均 1 或 2 个晚上（ ） 每周平均 3 个或更多晚上（ ）

（I）出现疼痛：

过去 1 个月没有（ ） 每周平均不足 1 个晚上（ ）

每周平均 1 或 2 个晚上（ ） 每周平均 3 个或更多晚上（ ）

（J）其他原因，请描述：＿＿＿＿＿＿＿＿＿＿＿＿＿＿＿＿

过去 1 个月没有（　　）　　　　　每周平均不足 1 个晚上（　　）

每周平均 1 或 2 个晚上（　　）　　每周平均 3 个或更多晚上（　　）

6. 你对过去 1 个月总睡眠质量评分：

非常好（　　）　　　尚好（　　）　　　不好（　　）　　　非常差（　　）

7. 过去 1 个月，你是否经常要服药（包括以医师处方获得或者在外面药店购买）才能入睡？

过去 1 个月没有（　　）　　　　　每周平均不足 1 个晚上（　　）

每周平均 1 或 2 个晚上（　　）　　每周平均 3 个或更多晚上（　　）

8. 过去 1 个月你在开车、吃饭或参加社会活动时难以保持清醒状态？

过去 1 个月没有（　　）　　　　　每周平均不足 1 个晚上（　　）

每周平均 1 或 2 个晚上（　　）　　每周平均 3 个或更多晚上（　　）

9. 过去 1 个月，你在积极完成事情上是否有困难？

没有困难（　　）　　　有一点困难（　　）

比较困难（　　）　　　非常困难（　　）

10. 你是与人同睡一床（睡觉同伴，包括配偶）或有室友？

没有与人同睡一床或有室友（　　）

同伴或室友在另外房间（　　）

同伴在同一房间但不睡同床（　　）

同伴在同一床上（　　）

主观睡眠质量得分：＿＿＿＿＿＿＿＿＿＿＿

睡眠潜伏期得分：＿＿＿＿＿＿＿＿＿＿＿

睡眠时间得分：＿＿＿＿＿＿＿＿＿＿＿

习惯睡眠效率得分：＿＿＿＿＿＿＿＿＿＿＿

睡眠障碍得分：＿＿＿＿＿＿＿＿＿＿＿

催眠药物使用得分：＿＿＿＿＿＿＿＿＿＿＿

日间功能紊乱得分：＿＿＿＿＿＿＿＿＿＿＿

PSQI 总分：＿＿＿＿＿＿＿＿＿＿＿

附表 5-2 Epworth 嗜睡量表（ESS）

指导语：在下列情况下你打瞌睡（不仅仅是感到疲倦）的可能如何？这是指你最近几个月的通常生活情况；假如你最近没有做过其中的某些事情，请试着填上它们可能会给你带来多大的影响。运用下列标度给每种情况选出最适当的数字，从每一行中选一个最符合你情况的数字，用√表示：

0= 从不打瞌睡；1= 轻度可能打瞌睡；2= 中度可能打瞌睡；3= 很可能打瞌睡。

情况	打瞌睡的可能 / 分			
坐着阅读书刊	0	1	2	3
看电视	0	1	2	3
在公共场所坐着不动（如在剧场或开会）	0	1	2	3
作为乘客在汽车中坐 1 h，中间不休息	0	1	2	3
在环境许可时，下午躺下休息	0	1	2	3
坐下与人谈话	0	1	2	3
午餐不喝酒，餐后安静地坐着	0	1	2	3
遇堵车时停车数分钟	0	1	2	3

Epworth 评分：＿＿＿＿＿＿

附表 5-3　睡眠呼吸暂停初筛问卷（Stop-Bang 问卷）

请回答以下问题	是	否
1. 你打鼾的声音大吗，比说话的声音大或关上门都能听见		
2. 你白天感到疲劳、劳累或困倦吗		
3. 有人发现你睡眠中有呼吸暂停吗		
4. 你有高血压吗		
5. 你的 BMI $> 35 \ kg/m^2$ 吗		
6. 你的年龄 > 50 岁吗		
7. 你的颈围超过 40 cm 吗		
8. 你是男性吗		

注：各条目回答"是"者计 1 分，回答"否"者计 0 分，总分≥3 分者被认为有阻塞性睡眠呼吸暂停低通气综合征高风险。

附表 5-4　快速眼动睡眠行为障碍筛查问卷（RBDSQ）

目前平均每天睡眠时间：　　　　　小时
打鼾：是 □　　否 □
失眠：是 □　　否 □
1. □需每天服用安眠药
2. □一月中数次服用安眠药
3. □一年中数次服用安眠药
最近服用的安眠药物：
RBD：
夜眠间是否做噩梦，有时候还会手舞足蹈，甚至于跌落床下？
是□　否□　不知道□
1. □我经常有非常逼真的梦境

2. □我的梦中经常有攻击性或充满暴力的动作

3. □梦中的内容经常与我的夜间行为相一致

4. □睡着以后，我知道上肢或下肢有运动

5. □经常因此伤及我的同床或自伤

6. 在梦中有以下现象：

□大声说话、叫喊、骂人及大笑

□出现突然的肢体运动，如"打架样"

□与睡眠无关的复杂肢体姿势，如游泳、敬礼、从床上跌落等

□床周围的东西如台灯、书籍、眼镜等掉落下来

7. □这些行为会将我弄醒

8. □醒后几乎能很好地记住梦中的内容

9. □我的睡眠经常受到影响

10. □我有中枢神经系统疾病（如卒中、头部外伤、继发性帕金森综合征、RLS、发作性睡病、抑郁、癫痫、中枢系统感染等）

RLS：

夜间睡觉是否有双下肢不舒服的感觉（蚁走感、酸胀感、刺痛或说不出的不舒服感觉），起来走路或按摩后能好转？

是□　否□　不知道□

近期是否使用抗焦虑和抑郁类药物：是□　否□　不知道□

有无使用下列药物：（请勾选）

□赛乐特　　　□百忧解　　　□优克　　　□喜普妙　　　□兰释

□黛力新　　　□文拉法辛　　□度洛西丁　□阿米替林　　□米氮平

□其他：＿＿＿＿

卒中相关非运动症状多学科管理专家共识

附表 5-5 国际不宁腿综合征严重程度评定量表（IRLS）

序号	请回答以下问题	4分	3分	2分	1分	0分
1	总体上讲，您的腿部或臀部的不适症状达到何种程度	非常严重	严重	中度	轻度	无影响
2	总体上讲，您因为腿部不适而需要起来活动的欲望达到到何种程度	非常严重	严重	中度	轻度	无影响
3	总体上讲，通过活动您腿部或臀部的不适症状得到多大程度的缓解	非常严重	严重	中度	轻度	无影响
4	总体上讲，因为 RLS 症状，您的睡眠受到多大影响	非常严重	严重	中度	轻度	无影响
5	因为 RLS 症状，您的疲劳和困倦感达到何种程度	非常严重	严重	中度	轻度	无影响
6	总体上讲，RLS 症状对您生活的影响有多严重	非常严重	严重	中度	轻度	无影响
7	您多久出现 1 次 RLS 症状	非常频繁，6~7天/周	频繁，4~5天/周	中度，2~3天/周	偶尔，<1次/周	无症状

续表

序号	请回答以下问题	4分	3分	2分	1分	0分
8	如出现 RLS 症状，一天内平均持续时间有多久	非常严重，≥8 h/d	严重，3～8 h/d	中度，1～3 h/d	轻度，≤1 h/d	无症状
9	总体上讲，您的 RLS 症状对您处理日常生活事务的能力有多大影响？包括家庭、学校和社会事务等	非常严重	严重	中度	轻度	无影响
10	您的 RLS 症状对您情绪的影响有多严重？如出现气恼、悲伤、忧郁、焦虑和激惹等情绪	非常严重	严重	中度	轻度	无影响

注：1～10分为轻度 RLS；11～20分为中度 RLS；21～30分为重度 RLS；31～40分为极重度 RLS。

参考文献

[1] 北京神经内科学会睡眠障碍专业委员会，北京神经内科学会神经精神医学与临床心理专业委员会，中国老年学和老年医学学会睡眠科学分会. 卒中相关睡眠障碍评估与管理中国专家共识[J]. 中华内科杂志，2019，58（1）：17-26.

[2] SEILER A，CAMILO M，KOROSTOVTSEVA L，et al. Prevalence of sleep-disordered breathing after stroke and TIA：a meta-analysis[J/OL]. Neurology，2019，92（7）：e648-e654[2022-06-22]. https://doi.org/10.1212/WNL.0000000000006904.

[3] BASSETTI C L A，RANDERATH W，VIGNATELLI L，et al. EAN/ERS/ESO/ESRS statement on the impact of sleep disorders on risk and outcome of stroke[J]. Eur J Neurol，2020，27（7）：1117-1136.

[4] MEDICINE A A O S. International classification of sleep disorders. 3rd ed[J]. Chest，2014，146（5）：1387-1394.

[5] CAI H，WANG X P，YANG G Y. Sleep disorders in stroke：an update on management[J]. Aging Dis，2021，12（2）：570-585.

[6] 张婷婷，康维礼，叶春生，等. 抗抑郁药和胞磷胆碱合并治疗发作性睡病的疗效观察[J]. 中华临床医师杂志（电子版），2013，7（20）：9384-9385.

（王铄，张宁，王春雪）

第六章 卒中后疼痛的诊断和治疗

卒中患者常出现各种各样的疼痛症状，目前临床上将卒中后出现的疼痛综合征统称为 PSP，其严重影响患者的生活质量和康复效果。此外，PSP 还常合并其他非运动症状，如认知障碍、抑郁症、痴呆、乏力等。PSP 与这些非运动症状相互作用、相互影响，严重影响患者的功能预后和生活质量。对 PSP 的早期诊断和治疗可以缓解患者的疼痛，也可进一步改善其他非运动症状，从而改善卒中患者的功能预后，提高其生活质量。然而，现阶段，临床上对 PSP 的认识不足，诊断率低，治疗也不充分，因此，亟须提高临床医师对 PSP 的认识，提高临床识别、诊断和治疗水平。本共识的制定旨在改善 PSP 的诊治现状，从而提高卒中患者的生活质量，改善预后。

一、卒中后疼痛概述

PSP 表现为卒中后的各种各样的疼痛，目前临床上依据不同的疼痛表现及其发病机制，将 PSP 分为以下 5 种常见类型：CPSP、痉挛性疼痛、PSSP、CRPS 和卒中后头痛。部分患者可同时存在多种疼痛亚型，比较常见的是 CPSP 合并痉挛性疼痛，CPSP 合并 PSSP。不同的 PSP 亚型有不同的发病机制和临床表现，其治疗方法也有不同。

目前，PSP 的患病率尚不清楚。较多研究都报告了 PSP 的患病率，但不同的研究由于试验设计，对疼痛的定义以及观察的患者队列组成不同，所报道的患病率差异较大。目前多数研究报道 10% ～ 50% 的卒中患者会出现 PSP。临床上 PSP 被严重低估，原因考虑为以下几方面：第一，卒中患者多关注运动症状，部分患者不会主动提及疼痛相关症状；第二，很多患者合并失语或言语不清、忽视等症状，患者无法主动描述 PSP 相关症状；第三，PSP 患者常合并其他非运动症状，包括认知障碍、疲乏、抑郁等，可能掩盖疼痛症状；第四，部分临床医师对卒中患者的疼痛症状认识不足，缺乏针对性的问诊。以上因素共同导致了目前临床对 PSP 的诊断不足。此外，即使临床发现或诊断了 PSP，超过一半的 PSP 患者也并没有得到充分、正确的治疗。

目前研究发现一些临床特征可能是 PSP 的独立危险因素。年龄和性别是 PSP 不可干预的 2 个危险因素，PSP 的发病率随着卒中患者年龄的增长而增加，女性较男性更易发生 PSP。其他危险因素包括抑郁症、糖尿病、周围血管疾病、既往酗酒和使用他汀类药物、肌张力增加、上肢严重瘫痪和感觉障碍等。PSP 的发生也与卒中类型和部位有关，如缺血性卒中发生 PSP 的风险高于出血性卒中；丘脑和脑干卒中比其他部位的卒中更易发生 PSP。不同的 PSP 亚型又分别具有不同的危险因素，例如：与其他 PSP 亚型不同，低龄是 CPSP 的危险因素。

IASP 根据疼痛的发病机制，将疼痛分为伤害性疼痛和神经病理性疼痛两大类。伤害性疼痛是指伤害性感受器感受到有害刺激引起的疼痛反应，疼痛的感知与组织损伤有关，一般是由肌肉、骨骼、皮肤或内脏器官的损伤所致。神经病理性疼痛是指神经系统的原发疾病或功能障碍所致的疼痛，一般影响到躯体感觉系统的疾病或损伤可引起神经病理性疼痛。依据解剖部位的不同，神经病理性疼痛又可以分为周围性和中枢性。PSP 的发病机制涉及多种因素，主要包括神经病理性疼痛和伤害性疼痛两大类，卒中后伴发的焦虑、抑郁、应激反应等也参与到了 PSP 的发生、发展过程中。卒中可以直接损伤神经系统，包括中枢神经和周围神经系统。卒中后肢体瘫痪、肌肉痉挛、挛缩以及不正确的康复治疗均可造成周围软组织的损伤，引发伤害性疼痛。CPSP 的发生机制包括神经病理性疼痛和伤害性疼痛；PSSP 主要是外周肌肉骨骼损伤所引起的伤害性疼痛。另外，心理因素可以促进 PSP 的发生和发展，因此应重视对 PSP 患者的心理干预。

目前临床上缺乏 PSP 的诊断标准，对 PSP 相关疼痛的评估也缺乏客观统一的标准。PSP 相关研究多采用疼痛评估量表来评估患者的疼痛程度，常用的疼痛评估量表包括 VAS、NRS、VRS、面部表情疼痛量表、DN4 等（附表 1～附表 5）。不同的量表各有优势和缺点，适用于不同的人群。目前没有较为公认的适合评估 PSP 的量表，这也影响了对 PSP 的客观评估和诊断以及不同研究之间的比较。另外，仍有超过一半的 PSP 确诊患者没有得到有效的治疗。因此，亟须完善识别、诊断和治疗 PSP 的规范，提高临床医师对 PSP 的识别和诊治能力，从而改善疼痛以及与之相关的其他卒中后非运动症状，提高患者的生活质量。早期积极地控制疼痛，可以明显改善患者的预后。因此，在本章节，我们分别总结了不同 PSP 亚型的危险因素、发病机制、临床表现以及治疗策略，以期对临床工作进行指导，提高医患对 PSP 的认识，改善卒中患者的生活质量和预后。

二、中枢性卒中后疼痛

（一）中枢性卒中后疼痛的患病率及危险因素

目前仍没有公认的 CPSP 定义，综合目前研究，我们将 CPSP 定义为：由于卒中直接损伤中枢神经系统感觉传导通路而导致的疼痛及与疼痛相关的感觉异常，属于中枢性神经病理性疼痛，卒中病灶与疼痛存在因果关系。不同研究关于 CPSP 的患病率报道差异很大，1% ～ 30% 不等，多数研究报道患病率为 1% ～ 12%。丘脑或延髓卒中患者中 CPSP 的发病率可高达 50%。CPSP 发病的潜伏期不固定，有研究显示 26% 的 CPSP 可与卒中同时发生，31% 发生于卒中后 1 个月内，41% 发生于卒中后 1 个月至 1 年内，约 5% 发生于卒中 1 年后。CPSP 的症状通常是逐渐出现的，通常疼痛剧烈且持续，无痛间歇期一般不超过数小时。CPSP 的危险因素包括既往抑郁症病史、吸烟和基线卒中严重程度较重等。值得注意的是，年轻卒中患者发生 CPSP 的风险更高。

（二）中枢性卒中后疼痛的损伤部位与发病机制

人们最早关注到丘脑梗死的患者常出现神经病理性疼痛，以剧烈的阵发性疼痛为特征，伴有异常疼痛和痛觉过敏等症状，为丘脑痛的典型表现。后来研究者逐渐发现超出丘脑范围，但位于丘脑相关的神经通路上的病变也可产生类似的神经病理性疼痛，特别是累及脊髓 – 丘脑束的病变。延髓背外侧综合征是最常见的与 CPSP 有关的脑干综合征。80% 的 CPSP 是由幕上病变所致，病灶常位于顶叶或皮质下白质。累及脊髓 – 丘脑束的腔隙性脑梗死也可引起 CPSP。无论是否累及丘脑，右侧半球的卒中都更易出现 CPSP，这可能是因为右侧半球主要负责监测躯体状态，主管对疼痛的处理，这也导致了左侧躯体的疼痛会更加强烈。CPSP 的具体发病机制尚不清晰，目前有脱抑制学说、中枢失平衡学说、中枢敏化学说和脊髓 – 丘脑束功能紊乱学说等不同的观点。这些学说可以分别解释部分 CPSP 的特征，但没有一项理论可以解释 CPSP 的全貌。关于 CPSP 的具体发病机制，仍需要进一步的研究探索。

（三）中枢性卒中后疼痛的临床表现及诊断标准

CPSP 的临床表现多样，一些临床特征可以帮助识别 CPSP。CPSP 症状通常自发出现，亦可诱发出现，多表现为烧灼感、刺痛感、电击样疼痛，常合并麻木感、针刺感或瘙痒感。查体可发现痛觉减退或痛觉过敏。根据 CPSP 的临床表现，其疼痛可分为 3 种类型：持续疼痛、自发性间歇性疼痛（不依赖于外界刺激的自发随机性疼痛）和痛觉过敏 / 异常疼痛。痛觉过敏是指轻微的疼痛刺激，如针刺等，即可引起剧烈疼痛。异常疼痛是指非伤害性刺激如轻触即可引起疼痛。自发性疼痛、异常感觉、痛觉过敏、异常痛觉与感觉倒错通常被称为阳性症状，而麻木、痛觉减退、痛觉缺失、感觉减退或感觉缺失被称为阴性症状。阳性症状与阴性症状共存是 CPSP 的特征性表现，特别是自发性疼痛、痛觉过敏和异常痛觉，被认为是高度提示 CPSP 的典型特征。

CPSP 的临床表现多样，且可以同时合并其他疼痛类型，目前还缺乏公认的诊断标准，因此，临床上对 CPSP 诊断存在一定的困难。对 CPSP 的诊断应基于病史、临床表现，尤其是详细的感觉方面的查体，检查方面可利用 CT 或者 MRI 来明确病变的位置、大小和类型。疼痛的问诊应包括疼痛的发病时间和发病方式，疼痛的程度，以及是否存在感觉异常或异常疼痛。在询问患者疼痛的具体部位时，可在身体上勾画出具体的疼痛位置。查体应包括详细的感觉检查以便确认存在感觉异常以及感觉异常的具体位置和区域。疼痛的严重程度可采用前面提及的量表来测量和判断。不过目前没有公认的、专门针对 CPSP 的疼痛评估量表。综合 CPSP 的病理生理机制和临床表现，目前各国学者提出了不同的 CPSP 诊断标准，其中应用较多的是 2009 年Klit 等提出的诊断标准（表 6-1）和 2012 年 Hansen 等提出的诊断标准（表 6-2）。临床上可以结合这 2 个诊断标准对CPSP 进行诊断。

表 6-1 中枢性卒中后疼痛 Klit 2009 诊断标准

强制性标准
与中枢神经系统病变相对应的身体部位的疼痛
病史提示疼痛在卒中发作时或之后出现
通过影像学检查确认局限于病灶对应的身体部位的阴性或阳性感觉体征
可以排除或极不可能是其他原因引起的疼痛
支持标准
疼痛与运动、炎症或其他局部组织损伤没有关系
疼痛或感觉异常表现为灼热、寒冷、触电、疼痛、压迫、针刺样疼痛
触摸或冷刺激时出现异常疼痛或出现感觉迟钝

表 6-2　中枢性卒中后疼痛 Hansen 2012 CPSP 诊断标准

在卒中发作时或之后出现的疼痛
疼痛出现在受卒中影响的一侧肢体
排除其他可能导致疼痛的原因，包括孤立的肩关节及附近区域的疼痛

（四）中枢性卒中后疼痛的的治疗

CPSP 的治疗具有挑战性，目前还缺乏充足的循证医学证据支持，相关研究多是小规模的临床观察性试验来证明或比较一些药物的效果。目前的治疗多参考周围神经病相关的神经病理性疼痛治疗指南。除了药物治疗外，研究者也尝试采用多种不同的治疗方法来治疗和减轻 CPSP 所导致的疼痛，如针灸、经颅电刺激疗法、经颅磁刺激疗法等。

在 CPSP 的药物治疗方面，目前已发现多种药物对 CPSP 有效，包括三环类抗抑郁药（阿米替林）、选择性 5-羟色胺再摄取抑制剂（文拉法辛和度洛西汀等）和抗癫痫药（拉莫三嗪、加巴喷丁和普瑞巴林）。有个案报道在急诊采用静脉注射利多卡因和氯胺酮来缓解 CPSP。目前，不推荐对卒中患者使用药物来预防 CPSP。

目前有较多的研究探索甲基泼尼松龙和左乙拉西坦在治疗 CPSP 中的作用。一系列小型回顾性研究发现，口服甲基泼尼松龙并逐渐减量可以降低疼痛评分并减少临时止痛药的使用，但这种疗法还缺乏前瞻性随机对照试验来验证。尽管有研究显示其他抗癫痫药物有助于缓解 CPSP，但目前针对左乙拉西坦的研究结果令人失望，Cochrane 系统综述发现其对神经病理性疼痛无效，最近的一项双盲随机对照试验也发现其对 CPSP 无效。

　　神经刺激疗法也可用于治疗中枢性疼痛综合征，包括难治性 CPSP。系统评价发现运动皮质刺激治疗的有效性约为 50%，使用体感诱发来确认刺激电极的放置位置，可使治疗的有效率提高到 77%，不过治疗成功率低于脊髓损伤和周围神经病变患者。有研究发现深部脑刺激（将电极置于体感丘脑和脑室周围）治疗 CPSP 有一定的疗效，但该治疗方法仍需进一步的验证。使用重复经颅磁刺激每日重复刺激运动皮质的治疗方法已被证明对 CPSP 有效，并可持续地缓解疼痛。一项小样本的病例研究发现，对 CPSP 患者进行热刺激，这种简单的方法可以持久地缓解症状。

三、痉挛性疼痛

（一）痉挛性疼痛的患病率和临床特征

　　卒中后肌肉痉挛较常见，近 1/4 的患者卒中后 1 周内即出现一定程度的肌张力增加。痉挛本身可以表现为多种形式，最常见的是肌张力随着运动速度的增加而升高。上运动神经元综合征的其他表现包括痉挛性肌张力障碍、痉挛性肌肉收缩和反射亢进。多数卒中后痉挛患者会有疼痛经历。一项前瞻性观察研究显示痉挛与疼痛之间存在强相关性，72% 的痉挛患者会出现疼痛，而无痉挛的患者只有 1.5% 的出现疼痛。

（二）痉挛性疼痛的病理生理学机制

痉挛和疼痛之间具有非常强的相关性，但是其内在机制还不完全明确，两者可能通过神经病理性和伤害性机制而发生联系。介导疼痛和痉挛的神经网络在脊髓和大脑水平可能重叠，刺激皮质运动区可以减轻疼痛这一现象间接支持这一理论。痉挛引起的肌肉和韧带的异常负荷可以产生伤害性疼痛刺激。痉挛可以引发受力肌肉特性的变化，导致肌肉纤维化和萎缩。患者常描述有与痉挛加重无关的疼痛，这表明疼痛可能与长时间的异常肌肉收缩有关。已发现痉挛程度较高的患者的疼痛程度较重，Barthel 指数评分较低，生活质量降低。

（三）痉挛性疼痛的临床表现和治疗

完善的临床评估对识别痉挛状态至关重要。发病 7 d 时低 Barthel 指数、入院时偏瘫、左侧肢体无力和吸烟史是痉挛性疼痛发生的独立危险因素。体格检查中被动运动时痉挛程度增加，可以据此来识别痉挛的存在，也可以使用定量的量表或肌电图来评估痉挛状态，不过这些方式目前主要是在临床研究中使用，还没有常规用于临床诊疗。

疼痛是痉挛需要治疗的指征。可以通过局部神经肌肉阻滞或药物来治疗痉挛，但治疗前需考虑肌张力降低后是否会影响患者的功能。一般来说，治疗的目标是减少反射活动，降低肌肉张力，从而减轻疼痛。肌肉的机械特性可能会传播痉挛，因此也可以作为治疗靶点。目前如何治疗卒中后痉挛的证据较少。大部分证据来源于其他神经系统疾病治疗的经验，如多发性硬化和脑性瘫痪。

目前痉挛性疼痛的一线推荐药物主要作用于中枢，可缓解痉挛的药物。常用药物有盐酸乙哌立松、巴氯芬和盐酸替扎尼定等。有研究比较了上述 3 种药物对卒中后肢体痉挛的疗效及患者的耐受性，结果显示 3 种药物均有良好疗效，其中患者对盐酸乙哌立松的耐受性最好。药物治疗效果欠佳或不能耐受的患者，可以考虑介入治疗。肌肉内注射 A 型肉毒素不仅能降低患者的肌张力，而且可有效缓解痉挛性疼痛，是目前处理外周痉挛性疼痛的良好选择。此外，康复治疗措施如运动治疗、矫形器治疗等可通过牵拉肌肉，以长期保持肌肉的伸展状态，从而辅助改善痉挛性疼痛。积极的康复治疗应在卒中发生后立即开始，以减轻肌肉痉挛及随之而来的疼痛。

四、卒中后肩痛

（一）卒中后肩痛的患病率和危险因素

PSSP 是卒中后常见的伤害性疼痛综合征。肩痛主要包括 2 种类型：肩关节半脱位（下盂肱关节移位）和肩关节挛缩。据报道，16% ～ 72% 的卒中患者存在偏瘫侧肩痛，1/4 ～ 1/2 的卒中患者存在 PSSP。PSSP 通常在卒中后 3 周内出现。PSSP 的危险因素包括上肢无力和较重的卒中严重程度。其他危险因素包括感觉异常、免疫风湿性指标异常、痉挛、是否存在右侧半球病变和低 Barthel 指数。与有肩痛的患者相比，无肩痛的患者通过康复锻炼更易获得功能独立，预后更好。

（二）卒中后肩痛的发生机制

PSSP 的发生受多因素影响，可能涉及盂肱关节半脱位、撞击、肩袖撕裂、肱二头肌肌腱炎和 CRPS。与人体的多数关节相比，肩关节较为特殊，它被 1 个薄的关节囊松散地约束着，依靠肌肉和韧带来保持稳定。因此，肌肉无力会导致盂肱关节的不稳定和僵硬。关节中后位的肌肉力量减弱就可能导致盂肱关节半脱位。卒中后上肢肌张力降低且最易受不稳定因素的影响，因此卒中后即可发生关节半脱位。卒中后期痉挛变得较为明显时，疼痛更常见。肩痛的出现，以及受影响的上肢功能的下降与肩关节半脱位有明显关系。肩关节半脱位的潜在并发症还包括 CRPS 和继发性臂丛神经损伤。

（三）卒中后肩痛的诊断、预防和治疗

详细的临床检查对识别 PSSP 至关重要。患者自我描述的疼痛严重程度常远低于查体时确认的疼痛程度。在一项研究中，近 40% 否认有肩痛的卒中患者在后续的体格检查中发现疼痛。没有视觉或体感忽视的患者也会否认 PSSP 的存在。最常见的 PSSP 体征是肱二头肌肌腱压痛、冈上肌压痛和 Neer 撞击征阳性（强迫手臂屈曲完全旋前时出现疼痛）。目前，较被认可的 PSSP 诊断标准如下。①病史：卒中后出现的偏瘫侧肩痛；②症状：严重的肩痛，肩关节外展、外旋时及夜间疼痛明显，可由肩部放射到肘部及手；③体征：肩关节活动度受限、肱二头肌肌腱和冈上肌压痛、肩峰下可触到凹陷以及 Neer 撞击征阳性等；④辅助检查：X 线检查可见肩关节半脱位。

　　预防是管理 PSSP 的关键。对卒中患者进行早期康复治疗，即患者尚处在软瘫期时予以关节活动训练、肩部吊带、良肢位摆放等，可明显降低 PSSP 的发生风险和改善预后。因此，一旦卒中患者病情稳定，应尽快开始康复干预，以减少 PSSP 的发生。

　　临床上强调早期治疗，一旦出现疼痛，就立即开始治疗。肩关节半脱位很少自发缓解。治疗选择包括在轮椅上使用肩悬带、膝板和臂槽以及肩带进行机械稳定。必要时同时进行药物治疗，首先选择常用的镇痛药如非甾体抗炎药，如果是肌张力增高导致的疼痛，抗痉挛剂可能有所帮助。药物治疗可以配合物理干预措施一起使用。

　　TENS 可以选择性用于治疗 PSSP。疼痛的门控理论提示 TENS 可通过激活有髓感觉纤维和破坏无髓 C 纤维的疼痛信号传导来发挥治疗作用。FES 可用于改善疼痛、运动范围和手臂功能。FES 刺激冈上肌和后三角肌可帮助维持肩部稳定性。肉毒杆菌毒素注射也可以改善肩痛相关症状，甚至可以使部分患者的肩痛完全缓解。对于难治性病例，手术治疗也是一种选择，术式包括肌腱挛缩手术、旋转袖带撕裂修复和肩胛骨松动术等。

挛缩是指肌肉或关节的永久性缩短，通常是肌肉对肌肉聚集区域长时间高肌张力痉挛的反应。在一项注册研究中，半数患者在卒中后 6 个月时发现挛缩，其中最常见的挛缩部位是臀部、肩部和肘部。在严重残疾的患者中，肩部挛缩的发生率较高。挛缩的治疗方式仍然存在争议。常规拉伸疗法对关节活动性、疼痛或生活质量没有明显的疗效。表面神经肌肉电刺激可降低老年卒中患者挛缩的进展。

五、复杂性区域疼痛综合征

（一）复杂性区域疼痛综合征的患病率和临床特征

卒中后 CRPS 也被称为反射性交感神经营养不良、灼性神经痛和 Sudeck's 萎缩或肩手综合征。CRPS 有 2 种类型：Ⅰ 型，没有明显的神经病变；Ⅱ 型，存在明显的神经病变。多数卒中患者被归类为 Ⅰ 型 CRPS，即使不可能完全排除存在轻微的神经创伤。

目前卒中后 CRPS 的发生率还不清楚，不同报道的差异较大，波动于 2% ～ 49%。这些差异部分是因为 CRPS 缺乏统一的诊断标准，因此不同的研究所采用的诊断标准差异较大。为了规范 CRPS 的诊断，近期 IASP 提出了一套临床诊断标准。

（二）复杂性区域疼痛综合征的病理生理学机制

卒中后肩盂肱关节的生物力学受损参与了 CRPS 的发展。卒中后肩关节半脱位较常见，并且肩部无力和冻结的程度与 CRPS 的发生明显相关，这提示卒中后肩盂肱关节的生物力学受损参与了 CRPS 的发展。研究者推测受卒中影响的肩部发生创伤与 CRPS 的发生有关，但这种相关性的内在机制目前尚不清楚。交感神经系统的过度兴奋和周围神经系统的变化也可能参与 CRPS 的发生。影像学研究也证实了中枢神经系统和局部的炎症反应参与了 CRPS 的发生。在 CRPS 患者中发现丘脑灌注发生改变，这些患者还表现出皮质感觉异常。免疫球蛋白和其他炎症介质向受 CRPS 影响的区域迁移增加，证明受影响的肢体局部存在炎症反应增强。采用皮肤分光光度计测量发现受影响肢体局部的毛细血管氧合减少，磁共振波谱成像发现局部肌肉酸中毒，证明受影响的肢体局部缺氧。

（三）复杂性区域疼痛综合征的诊断、预防和治疗

IASP 提出的诊断标准概述了 CRPS 的临床诊断过程。诊断标准涉及一系列症状和体征，包括受累肢体出现神经病理性疼痛、运动受限、血管舒缩和发汗变化，以及影响头发、指甲和皮肤的营养性变化。对受累区域进行 X 线扫描或 CT 检查可以发现晚期 CPRS 患者出现斑片状骨丢失。MRI 检查可能发现受影响区域的皮肤增厚，增强扫描时组

织有强化及软组织水肿。上述检查均支持 CRPS 的诊断。
IASP 于 2010 年提出的布达佩斯标准具体如下：①疼痛位
于与中枢神经系统病灶相符的受累躯体部位；②有卒中病
史，疼痛在卒中发生时或发生后出现；③临床检查发现有
与病灶相符的感觉障碍体征；④神经影像学检查显示相关
血管病灶；⑤排除其他可能导致疼痛的原因。2021 年 IASP
对布达佩斯诊断标准进一步做了修订和解读，目前新的诊
断标准见表 6-3。

表 6-3　国际疼痛研究协会 CRPS 诊断标准

A.患者存在持续疼痛，与任何刺激事件不成比例　☐

B.患者至少描述了 1 种以下类别中的症状　☐

C.患者至少存在 1 种以下类别中的体征　☐

D.没有其他诊断能更好地解释症状和体征　☐

类别	症状（患者描述的症状）	体征（查体时看见或发现的问题）
1. 感觉：痛觉超敏和（或）痛觉过敏（针刺）	☐	☐
2. 血管舒缩变化:温度不对称和（或）皮肤色泽变化和（或）皮肤色泽不对称	☐	☐

续表

3. 出汗或水肿：水肿和（或）出汗变化和（或）出汗不对称	☐	☐
4. 运动/营养：运动范围减小和（或）运动功能障碍（虚弱、震颤、肌张力障碍）和（或）营养变化（头发、指甲、皮肤）	☐	☐

　　治疗 CRPS 应针对其发病机制。目前还没有确切的方法可以治疗 CRPS，治疗目标是减轻疼痛，保持关节活动度和恢复功能。建议组成包括临床医师和物理治疗师在内的多学科协作团队，针对 CRPS 进行多学科治疗，改善受影响肢体的活动和减轻水肿。护理方面，针对此类患者，脱敏技术是护理的基石。

　　鉴于早期关节损伤可促进 CRPS 的发展，对关节损伤进行预防性治疗可降低 CRPS 的发病率。为了抑制交感神经介导的 CRPS 发生、发展，可以在星状神经节水平进行神经阻滞治疗。脱敏疗法是渐进的治疗过程，治疗方式是在受累区域施加逐渐增强的疼痛刺激。研究者认为这种逐渐增强的正常感觉刺激可能会纠正神经系统对疼痛感觉异常的处理过程。运动成像和镜像疗法是非药物治疗方法，有研究已经用来治疗 CRPS。通过镜像疗法，让患者从视觉上感受他们在镜子中的健侧肢体的运动或触觉，就好像是瘫痪或疼痛侧肢体一样，从而促进患侧的功能康复。镜像疗法可以减少 CRPS 相关的疼痛，并促进卒中后运动功能的恢复。可能的机制包括皮质变化和功能重组。抑郁和焦虑等心理疾病可能在发病前就存在或因疼痛而诱发，对这些伴随疾病的治疗也是管理 CRPS 的重要组成部分。

　　治疗神经病理性疼痛的药物，包括美金刚、卡马西平、加巴喷丁和抗抑郁药均对 CRPS 有效。尽管尚未在卒中后 CRPS 人群中进行临床研究，但目前推荐使用这些药物。非卒中队列研究发现，双膦酸盐可以拮抗破骨细胞的过度活跃，从而减轻 CRPS 引起的疼痛。由于炎症可能影响 CRPS 的发生和发展，因此炎症也是潜在的治疗靶点。两项小型随机对照试验探索了糖皮质激素在 CRPS 患者中的应用效果，结果显示，短期口服糖皮质激素可以明显缓解创伤后和卒中后 CRPS 所导致的疼痛。

六、卒中后头痛

　　卒中后头痛在临床工作中并不少见，大约 10% 的卒中患者会出现慢性头痛，但关于卒中后头痛的研究报道很少，因此目前临床缺少对其深入的认识。

　　目前已知慢性卒中后头痛具有一些特殊的表现。卒中发作时出现头痛可以预测卒中后 6 个月发生头痛的风险。有紧张型或血管性头痛病史者卒中后更易出现头痛。卒中后头痛常被描述为具有紧缩性的紧张性头痛，并且不会因运动而加重。

卒中后头痛的病理生理学机制还不清楚。有研究者认为其潜在机制是刺激三叉神经血管系统。卒中后头痛可能是由多种因素造成的，包括脑损伤、血管损坏或改变、继发的炎症、损伤和（或）疼痛通路的神经再支配，甚至药物治疗也可能引起头痛（如服用双嘧达莫可能与头痛有关）。卒中后头痛的患病率、危险因素以及治疗方法仍需要进一步的研究。

目前针对卒中后头痛治疗的文献较少，临床主要是按照具体的头痛表现类型进行对症治疗，如对具有偏头痛特征的卒中后头痛可采用二氢麦角胺治疗，对具有三叉神经痛特征的患者可采用甲钴胺联合胞磷胆碱钠治疗。其他一些康复措施包括运动疗法、认知行为治疗、生物反馈疗法等也可能对卒中后头痛有效。

七、结论

疼痛是卒中患者的常见症状之一，且许多 PSP 患者的疼痛不止一种类型，因此，在临床工作中，很难对每一位 PSP 患者进行定性诊断，也很难以同样的手段来治疗每一位患者，故需临床工作者因人施治。其次，目前文献研究多集中在对 PSP 疾病特征的描述，很少有专门针对 PSP 治疗效果的研究，因此后续需进一步加强治疗相关的研究。总之，识别卒中患者的疼痛仍是一项具有挑战性的工作。仔细询问病史、使用评分量表和详细的体格检查可能会提高

PSP 的识别率，以便更有效地治疗。对 PSP 正确地识别和治疗，可以改善患者的舒适度和情绪，提高康复效果和生活质量，并减少其他卒中非运动症状的发生。

八、推荐建议

1. 临床中应重视对 PSP 的识别和评估，注意区分 PSP 的各个亚型。对 PSP 的识别和干预可以改善患者的生活质量，减少其他卒中非运动症状的发生。

2. 目前没有成熟的、公认的 PSP 诊断标准，主要依赖于卒中病史以及卒中后出现的各种症状、临床表现综合诊断。对于部分 PSP 亚型，可以参考现有的一些诊断标准，如可以参考 2009 年 Klit 等提出的诊断标准和 2012 年 Hansen 等提出的诊断标准，可以参考 IASP 制定的标准来诊断 CRPS。

3. 推荐卒中后早期进行积极、正确的康复治疗，可以预防和减少各型 PSP 的发生。

4. 药物治疗：推荐阿米替林和拉莫三嗪等抗抑郁及抗癫痫药物作为治疗 CPSP 的一线和二线药物；推荐盐酸乙哌立松、巴氯芬和盐酸替扎尼定等可缓解痉挛的药物来改善卒中后痉挛性疼痛；推荐依据不同的头痛特点选择药物来对症治疗卒中后头痛。

5. 推荐结合非药物治疗方法来缓解各种类型的 PSP：采用运动皮质刺激、经颅磁刺激等非药物方法来缓解 CPSP 所致的疼痛，尤其是对药物难治性的疼痛；推荐介入治疗、康复治疗来改善卒中后痉挛性疼痛；推荐采用包括药物治疗、康复治疗、物理治疗及手术治疗等多学科结合的方式来综合治疗各种类型的 PSP，尤其是 PSSP 和 CRPS。

九、附表

附表 6-1 直观模拟评分表（VAS）

VAS 是各种痛觉评分法中最敏感的方法。在一条 10 cm 直线的两端分别用文字注明"无痛"和"剧痛"，让患者根据自己的痛觉在线上最能反应自己疼痛程度之处划一交叉线标记。VAS 简单易行且有效，相对比较客观而且敏感。但此评分表刻度较为抽象，标记线时需要必要的感觉、运动和知觉能力，不适合文化程度较低或存在认知障碍的患者。

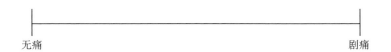

无痛   剧痛

附表 6-2 数字评定量表（NRS）

NRS 是应用范围最广的单维度评估量表。将一条直线平均分成 10 份，在每个点用数字 0 ～ 10 分表示疼痛依次加重的程度，0 分为无痛，10 分为剧痛，让患者自己圈出最能代表自身疼痛程度的数字。分级：0 为无痛；1 ～ 3 为轻度疼痛；4 ～ 6 为中度疼痛；7 ～ 10 为重度疼痛。NRS 适用于老年和文化程度较低的患者，在国际上较为通用。

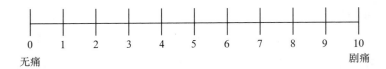

附表 6-3　口头评分量表（VRS）

VRS 是最早应用于疼痛研究的量表，有多个版本，如 4 点、6 点、10 点评分法，常用的是 5 点评分法（VRS-5）。

VRS-5：①轻微疼痛；②引起不适感疼痛；③具有窘迫感的疼痛；④严重疼痛；⑤剧烈疼痛。轻微疼痛为 0 分，每级增加 1 分。此量表易于理解，但缺乏精确度，有时患者很难找出与自己疼痛程度相对应的评分，从而影响疼痛的管理与治疗。

附表 6-4　面部表情疼痛量表

面部表情疼痛量表采用 6 种面部表情（从微笑至哭泣）表达疼痛程度，适用于 ≥ 3 岁的人群，没有特定的文化背景和性别要求，易于掌握，尤其适用于急性疼痛者、老人、小儿、表达能力丧失者、存在语言或文化差异者。详细可参见《疼痛评估量表应用的中国专家共识（2020 版）》。

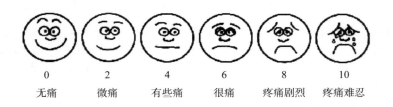

附表 6-5　神经病理性疼痛评估量表（DN4）

请在以下 4 个问题中为每个项目选择 1 个答案来完成此问卷。

患者访谈

问题 1：疼痛是否具有以下 1 种或多种特征？

1. 烧灼样痛　○ 是　○ 否

2. 冷痛　○ 是　○ 否

3. 电击样痛　○ 是　○ 否

问题 2：疼痛是否与同一部位的以下 1 种或多种症状有关？

1. 麻刺感　○ 是　○ 否

2. 针刺感　○ 是　○ 否

3. 麻木感　○ 是　○ 否

4. 瘙痒感　○ 是　○ 否

患者检查

问题 3：疼痛是否位于体检可能显示以下 1 项或多项特征的区域？

1. 触觉减退　○ 是　○ 否

2. 针刺觉减退　○ 是　○ 否

问题 4：在疼痛部位，疼痛是否由以下原因引起或加重：

1. 轻触时诱发或加重疼痛　○ 是　○ 否

说明：

· 每个"是"的答案得 1 分

· 每个"否"的答案都得 0 分

· 如果得分 ≥ 4 分，则疼痛可能是神经病理性疼痛

· 如果评分 < 4 分，则疼痛不太可能是神经病理性疼痛

参考文献

[1] LIAMPAS A，VELIDAKIS N，GEORGIOU T，et al. Prevalence and management challenges in central post-stroke neuropathic pain：a systematic review and meta-analysis[J]. Adv Ther，2020，37（7）：3278-3291.

[2] CHOI H R，AKTAS A，BOTTROS M M. Pharmacotherapy to manage central post-stroke pain[J]. CNS Drugs，2021，35（2）：151-160.

[3] PLECASH A R，CHEBINI A，L P A，et al. Updates in the treatment of post-stroke pain[J]. Curr Neurol Neurosci Rep，2019，19（11）：86.

[4] TREISTER A K，HATCH M N，CRAMER S C，et al. Demystifying poststroke pain：from etiology to treatment[J]. PM R，2017，9（1）：63-75.

[5] DYER S，MORDAUNT D A，ADEY-WAKELING Z. Interventions for post-stroke shoulder pain：an overview of systematic reviews[J/OL]. Int J Gen Med，2020，13：1411-1426[2022-06-29]. https://doi.org/10.2147/IJGM.S200929.

[6] LEE J H，BAKER L L，JOHNSON R E，et al. Effectiveness of neuromuscular electrical stimulation for management of shoulder subluxation post-stroke：a systematic review with meta-analysis[J]. Clin Rehabil，2017，31（11）：1431-1444.

[7] LIU S，ZHANG C S，CAI Y，et al. Acupuncture for post-stroke shoulder-hand syndrome：a systematic review and meta-analysis[J/OL]. Front Neurol，2019，10：433[2022-06-29]. https://doi.org/10.3389/fneur.2019.00433.

[8] LAI J，HARRISON R A，PLECASHl A，et al. A narrative review of persistent post-stroke headache-a new entry in the international classification of headache disorders，3rd Edition[J]. Headache，2018，58（9）：1442-1453.

[9] 吴雨恒. 胞磷胆碱钠片联合甲钴胺胶囊治疗三叉神经痛[J]. 临床医药文献杂志，2019，6（12）：16-17.

（陈勇，傅瑜）

第七章　卒中相关呼吸循环症状

一、卒中相关性肺炎

（一）卒中相关肺炎的定义和流行病学

SAP 是卒中后最常见的并发症之一，也是急性卒中 48 h 内最常见的发热原因，其概念由 Hilker 在 2003 年首先提出。2015 年发表的英国 SAP 共识建议将 SAP 定义为非机械通气的卒中患者在发病 7 d 内新出现的肺炎。国外研究显示，SAP 的发病率为 7%～38%，中国国家卒中登记中心的数据显示，缺血性卒中患者 SAP 的发病率为 11.4%，出血性卒中为 16.9%。在校正了混杂因素后，统计学分析结果显示 SAP 可导致卒中患者的死亡风险增加 3 倍。

（二）卒中相关肺炎的危险因素和预测模型

卒中诱导的免疫抑制和吞咽困难是 SAP 重要的危险因素，其他危险因素还包括年龄、性别、卒中严重程度、卒中类型、卒中部位、意识水平、喂养方式、抑酸剂使用、入住 ICU 及合并高血压、糖尿病、慢性呼吸道疾病和心房颤动史。迄今已发表了多个关于 SAP 的风险预测模型，其中首都医科大学附属北京天坛医院冀瑞俊等基于中国人群数据制定了 AIS–APS（表 7–1）及 ICH–APS（表 7–2）来评估中国卒中患者的 SAP 风险。

表 7–1　急性缺血性卒中相关性肺炎评分（AIS–APS）

预测因素	评分 / 分
年龄	
≤ 59 岁	0
60 ～ 69 岁	2
70 ～ 79 岁	5
≥ 80 岁	7
既往史	
心房颤动	1
充血性心力衰竭	3
慢性阻塞性肺疾病	3
吸烟	1
卒中前生活不能自理（mRS ≥ 3 分）	2
入院时 NIHSS	
0 ～ 4 分	0
5 ～ 9 分	2
10 ～ 14 分	5
≥ 15 分	8
入院时 GCS	
3 ～ 8 分	3

续表

预测因素	评分 / 分
9 ～ 12 分	0
13 ～ 15 分	0
吞咽障碍	3
OCSP 分型	
腔隙性梗死	0
部分前循环梗死	0
完全前循环梗死	2
后循环梗死	2
入院血糖	
≤ 11.0 mmol/L	0
≥ 11.1 mmol/L	2

注：极低风险为 0 ～ 6 分；低风险为 7 ～ 13 分；中等风险为 14 ～ 20 分；高风险为 21 ～ 27 分；极高风险为 28 ～ 35 分。OCSP—牛津郡社区卒中项目。

表 7-2 自发性脑出血相关性肺炎评分（ICH–APS）

预测因素	评分 / 分	
	ICH–APS–A	ICH–APS–B
年龄		
≤ 59 岁	0	0
60 ～ 69 岁	2	2
70 ～ 79 岁	3	3

续表

预测因素	评分 / 分	
	ICH–APS–A	ICH–APS–B
≥ 80 岁	5	5
吸烟	1	1
大量饮酒	1	1
慢性阻塞性肺疾病	5	6
卒中前生活不能自理（mRS ≥ 3 分）	2	2
入院时 NIHSS		
0 ～ 5 分	0	0
6 ～ 10 分	1	2
11 ～ 15 分	2	3
≥ 16 分	3	5
入院 GCS		
15 分	0	–
13 ～ 14 分	2	–
9 ～ 12 分	2	–
3 ～ 8 分	2	–
吞咽困难	2	3
幕下出血	1	1
出血破入脑室	1	–

续表

预测因素	评分 / 分	
	ICH-APS-A	ICH-APS-B
出血体积		
幕下出血＜ 10 mL 或幕上出血＜ 40 mL	-	0
幕下出血 10 ～ 20 mL 或幕上出血 40 ～ 70 mL	-	1
幕下出血＞ 20 mL 或幕上出血＞ 70 mL	-	2

注：ICH-APS-A 和 ICH-APS-B 分别为不包含血肿体积和包含血肿体积 ICH-APS。极低风险为 0 ～ 3 分；低风险为 4 ～ 7 分；中等风险为 8 ～ 11 分；高风险为 12 ～ 15 分；极高风险为≥ 16 分。

（三）卒中相关肺炎的发病机制

卒中后意识水平下降、吞咽障碍造成的误吸及卒中引起的免疫抑制被认为是 SAP 的主要发病机制。卒中患者会因为意识水平下降、吞咽障碍、食管下段括约肌功能下降、咳嗽反射减弱等导致口咽部或胃内容物被误吸至肺内，从而发生 SAP。卒中诱导的细胞免疫功能低下是导致 SAP 发生的另一重要机制。脑损伤后释放 IL-1β、TNF-α、IL-6 及降钙素基因相关肽、血管活性肠肽等炎症因子作用于肾上腺和神经末梢，这些部位释放去甲肾上腺素、糖皮质激素、乙酰胆碱，作用于中性粒细胞、自然杀伤细胞、巨噬细胞，使细胞免疫功能下降，从而增加感染的风险。重症卒中会使患者的下丘脑 – 交感神经 – 肾上腺轴过度兴奋，儿茶酚胺释放增加，使全身血管收缩、肺毛细血管压力升高，肺淤血导致神经源性肺水肿，参与 SAP 的发生。由于咀嚼功能下降、吞咽动作减少、唾液分泌减少、口腔卫生变差，导致急性卒中患者口腔微生物生态破坏，口腔致病菌的存在与 SAP 有关。此外，卧床患者因气道分泌物引流困难，坠积于肺底，更易诱发 SAP。

（四）卒中相关肺炎的诊断

1. 临床表现

非机械通气的卒中患者在发病 7 d 内新出现的肺部感染症状，包括：①发热 ≥ 38 ℃；②新出现或加重的咳嗽或呼吸困难或呼吸急促；③新出现的脓痰或 24 h 内出现痰液性状改变或呼吸道分泌物增加或需吸痰次数增加；④肺部听诊发现啰音或爆裂音或支气管呼吸音；⑤年龄 ≥ 70 岁，无其他明确原因出现意识状态改变。

2. 实验室及影像学检查

外周血白细胞计数 $\geq 10 \times 10^9/L$ 或 $\leq 4 \times 10^9/L$，伴或不伴核左移；胸部影像学检查显示新出现或进展性肺部浸润性病变。有研究报道 SAP 患者白细胞计数和 CRP 较非 SAP 患者明显升高，且 CRP 升高与预后不良相关。PCT 对感染有预测价值，数值越高，提示细菌感染越严重。病原学检查对指导 SAP 的治疗策略具有重要意义，可采取多次深部痰液送检或血培养检查，必要时可送检非典型病原体（支原体、衣原体、军团菌）的抗体检测。

3. 诊断标准

表 7-3 列出了美国 CDC 的改良 SAP 诊断标准，临床可参考该标准诊断 SAP。

表 7-3 CDC 卒中相关性肺炎诊断标准

诊断标准
至少符合下列标准中任意 1 项： 1. 无其他明确原因出现发热（体温 ≥ 38 ℃） 2. 白细胞减少（≤ 4×10^9/L）或白细胞增多（≥ 10×10^9/L） 3. 年龄 ≥ 70 岁，无其他明确原因出现意识状态改变
并且至少符合下列标准中任意 2 项： 1. 新出现的脓痰，或 24 h 内出现痰液性状改变或呼吸道分泌物增加或需吸痰次数增加 2. 新出现或加重的咳嗽或呼吸困难或呼吸急促（呼吸频率 > 25 次 / 分钟） 3. 肺部听诊发现啰音或爆裂音或支气管呼吸音 4. 气体交换障碍 [如低氧血症（PaO$_2$/FiO$_2$ ≤ 300），需氧量增加]
胸部影像学检查至少具有下列表现中任意 1 项[①]： 新出现或进展性的浸润影、实变影或磨玻璃影

注：[①]既往无心肺基础疾病患者，单次胸部影像学检查具有上述表现中任意 1 项即可。PaO$_2$/FiO$_2$—氧合指数。

（五）卒中相关肺炎的管理

1. 一般治疗　积极治疗原发病；应用祛痰药物、雾化稀释痰液；定时翻身、拍背、变换体位促进痰液引流，吸痰；加强口腔护理，减少口咽部条件致病菌移位，减少SAP 的发生。

2. 营养支持　发病 24 ～ 48 h 尽量让卒中患者口服食物，如患者不能经口进食，推荐持续肠内营养；如存在经口进食或肠内营养禁忌证，需要在 3 ～ 7 d 启动肠外营养。

3. 抗感染治疗　SAP 抗感染的治疗原则是经验性治疗与目标抗感染治疗的有机结合。初始经验性治疗应及时且充分，同时应尽快完善病原学检查，以早期获得抗感染治疗的证据，优化抗感染治疗方案。

4. SAP 的预防　对 AIS-APS 和 ICH-APS 预测模型评分高风险和极高风险的卒中患者要加强 SAP 的预防。患者床头抬高 30°～ 45° 是预防 SAP 的有效措施；对卒中患者进行早期吞咽功能评估和训练可降低 SAP 的发生；对存在幽门梗阻、胃瘫、食管反流或误吸者，采用幽门后置管喂养的方式可减 SAP 的发生；不推荐预防性应用抗感染药物；治疗中要减少糖皮质激素、质子泵抑制剂、H2 受体阻滞剂、镇静剂和肌松剂的使用。

二、卒中后心脏损伤

卒中发生后，患者临床上可表现为局灶性神经功能缺损，亦可出现心脏并发症，常表现为心肌损伤症状。有证据表明，急性卒中后的心脏损伤甚至死亡不仅由伴随的冠状动脉疾病引起，也有大脑和心脏之间相互作用的影响。影响心血管系统的神经系统疾病被定义为心－脑轴的破坏，脑损伤后继发的心脏功能障碍被称为 CCS。VISTA 研究的数据显示，最为严重的心脏损伤往往发生于卒中后早期，尤其多见于严重卒中患者以及伴有充血性心力衰竭、糖尿病、肾功能不全和 QT 间期延长的患者。

（一）卒中后心脏损伤发展史

大脑和心脏的联系最早被描述于 20 世纪初。1901 年，Cushing 等描述了颅内压升高通常伴随着血压升高和心率减慢。1914 年，Levy 等发现中枢神经系统的变化可导致心脏功能的变化，并引起心律失常。Beattie 等发现刺激下丘脑可以诱发室性早搏。1954 年，Burch 等首次描述了 17 例颅内出血患者的心电图改变，包括频繁的 QT 间期延长、U 波和高大 T 波。随后的研究发现，急性卒中患者常伴发心律失常、复极和传导异常等心脏问题。

（二）卒中后心脏损伤的流行病学

心血管并发症是造成急性卒中后死亡的主要原因之一。急性卒中后的心脏事件包括心肌梗死、心力衰竭、心律失常、心脏骤停等。急性缺血性卒中后心肌梗死的发生率为 3%，24% 的患者出现自主神经功能障碍，28% 的患者出现左心室射血分数下降，13%～29% 的患者出现心脏收缩功能障碍，60%～85% 的患者在发病 24 h 内出现心电图异常。急性缺血性卒中后 3 个月，2%～6% 的死亡归因为心源性，19% 的患者在此期间出现致命性或重大非致命性心脏事件。急性缺血性卒中后心脏损伤会导致神经功能预后恶化，提高 90 d 的残疾风险。蛛网膜下腔出血后 5% 的患者发生心律失常，其中 80% 的患者在第 1 年内出现心电图变化，且与患者预后不良相关。

（三）卒中后心脏损伤的病理生理学机制

目前认为急性卒中后发生心脏损伤的病理生理机制主要涉及交感神经过度活跃，下丘脑 – 垂体 – 肾上腺轴、免疫和炎症反应以及肠道菌群失调等机制（图 7-1）。

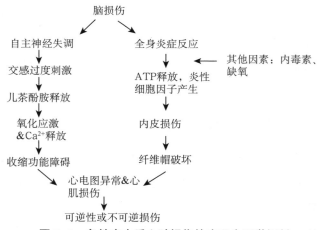

图 7-1　急性卒中后心脏损伤的病理生理学机制

1. 自主神经功能障碍

中枢神经系统调节从大脑到心脏的自主神经反应，自主神经功能失衡是卒中后造成心肌损伤的主要机制之一。急性卒中后中枢神经系统结构的损伤直接影响自主神经系统，并导致过度的交感神经刺激、β受体的激活，进而激活环磷酸腺苷蛋白激酶A信号，导致细胞内钙离子从肌浆网中释放。钙离子向细胞内的异常释放导致心肌收缩功能障碍和ATP耗尽，进而发生线粒体功能障碍和心肌细胞损伤，最终导致可逆性心肌损伤或细胞死亡。控制副交感神经功能的中枢结构包括延髓、疑核、网状结构、迷走神经核团，急性卒中后副交感神经活动释放乙酰胆碱，刺激M受体，减少环磷酸腺苷释放，减缓去极化而导致心肌收缩功能减低。HPA轴在卒中后心肌损伤过程中发挥重要作用，急性卒中发生后，肾上腺释放皮质醇，并通过儿茶酚胺激活β1肾上腺素受体，导致钙离子过量释放、ATP耗竭和氧化应激，可引起心脏毒性。

2. 免疫反应

急性卒中可导致全身炎症反应。卒中后细胞膜的破坏导致ATP增加，小胶质细胞的激活，产生炎症因子（如IL-2、IL-6、髓过氧化物酶和整合素等），从而刺激氧化应激反应。炎症因子聚集在内皮细胞上，破坏动脉粥样硬化斑块中的胶原蛋白，而纤维帽的破坏可能导致冠状动脉事件的发生。

3. 其他相关因素

其他卒中后心脏损伤的可能机制包括肠道菌群、中枢神经系统和心血管系统之间的相互作用。多项研究表明，急性卒中患者的肠道通透性改变，会导致细菌和内毒素移位到血液中，促进了促炎症因子的生成和全身炎症反应，进而加重心肌损伤。此外，细菌和内毒素的移位会影响血液代谢物吲哚硫酸盐和三甲胺 –N– 氧化物，其中硫代吲哚影响心脏重构，三甲胺 –N– 氧化物则与心功能障碍、心力衰竭和促进血栓形成有关。

（四）岛叶与卒中后心脏损伤

多项研究表明，脑组织在调节心脏功能方面发挥着重要作用，其主要通过交感和副交感神经系统参与心脏活动，改变代谢平衡、心肌细胞收缩和心率，交感心血管效应在大脑中占主导地位。此外，某些特殊部位的梗死与卒中后心脏损伤有关，如左顶叶梗死是心肌梗死的独立危险因素。反之亦然，有研究显示，Takotsubo 心肌病与特定的脑缺血区有关，如额叶皮质和皮质下、岛叶和岛周区域以及尾岛叶。目前研究的热点之一是岛叶是否具有参与调节心脏功能的作用。正常情况下，岛叶皮质影响自主神经反应，直接投射到下丘脑外侧、臂旁核和孤束核，而孤束核又直接投射到交感神经节前区域。已有研究发现岛叶皮质与心脏事件之间存在关联，亦有证据表明岛叶存在偏侧优势，其中右侧岛叶皮质受损可能增加交感神经活动并导致心脏损伤，而左侧岛叶皮质受损可能导致副交感神经活动增强。Chechetto 等发现动脉血压的升高或降低伴随着特定岛叶区域引起的交感神经活动的变化。Tokgozoglu 等报道右侧岛叶卒中患者出现心率变异性降低，且猝死发生率增加，研究者认为卒中后可能出现交感神经优势，增加室性心律失常的发生率。还有多项研究表明，卒中累及岛叶后，患者会出现心电图异常，以及去甲肾上腺素、NT-proBNP 和肌钙蛋白水平的升高。

岛叶控制自主神经系统以及对心血管系统的调节作用已得到了相关研究的支持。有研究发现，对岛叶皮质进行时相微刺激会导致大鼠心动过速或心动过缓，长时间的刺激会导致进行性心脏传导阻滞，去甲肾上腺素水平升高，可致心搏停止而死亡。刺激右侧前岛叶皮质会导致人体血压和心率上升，而刺激左侧脑岛则会导致心动过缓。此外，Chouchou 等在对 47 例接受了岛叶电刺激后的癫痫患者研究中发现，几乎 50% 的患者会出现心脏调节障碍，刺激后岛导致心动过速，而刺激前岛导致心动过缓。然而，迄今仅少数研究集中于孤立性的岛叶改变上，尚需进一步研究来了解岛叶的偏侧优势及其病理生理机制。

（五）卒中后心脏损伤的临床表现

1. 卒中急性期心脏功能障碍

心律失常、Takotsubo 心肌病、心肌梗死、自主神经功能障碍和阵发性高血压是急性卒中后最常见的心脏损害表现。辅助检查可发现心电图改变、左心室射血分数降低、室壁运动异常以及血清心肌酶升高等异常。急性卒中后 24 h 内心电图常出现缺血性改变和心律失常，甚至发生急性心肌梗死或心肌梗死样异常，这些改变均与不良功能结局和重大心血管事件的风险增加有关。

（1）心电图改变和心律失常　急性卒中后常出现心电图异常和心律失常。50% ～ 80% 的急性缺血性卒中患者出现心电图改变，最常见的包括 QT 间期延长（20% ～ 35%）、T 波倒置（15% ～ 35%）和 ST 段压低（25% ～ 33%）。常见的心律失常包括心房颤动（15% ～ 38%）、异位搏动（30%）、窦性心动过速（24%）和房室传导阻滞（21%）。心房颤动是继发室性心动过速、心力衰竭或心源性死亡的危险因素。心房颤动、房室传导阻滞、ST 段压低、ST 段抬高和 T 波倒置是卒中后 3 个月预后不良的独立危险因素。约 5% 的蛛网膜下腔出血患者会发生心律失常，最常见的心律失常包括心房颤动和心房扑动（76%）、室性心律失常（16%）和交界性心律失常（16%）。动脉瘤性蛛网膜下腔出血后室性心律失常与患者 3 个月存活率降低有关。关于脑出血后心电图异常的数据有限，但有研究发现，多数脑出血患者可出现心电图异常，其中最常见的心电图异常包括 ST 段压低（24%）、QT 间期延长（19%）和 T 波倒置（19%），且这些异常与深部血肿有关。还有研究发现脑出血后发生心律失常与岛叶皮质受累、脑室出血和脑积水有关。

（2）缺血性心肌损伤　缺血性心肌损伤主要发生于急性缺血性卒中后的 24 h 内。卒中所致心肌损伤的主要原因可能是自主神经功能失调和应激反应。既往研究表明，不考虑既往心脏病史，18% ～ 70% 的重度急性缺血性卒中患者合并有冠状动脉疾病，究其原因可能是心血管和脑血管疾病存在共同的危险因素。伴有冠心病、糖尿病、外周血管疾病和严重卒中的患者发生心肌梗死的风险更高。不同的卒中亚型存在不同的心血管疾病风险，其中大动脉粥样硬化型卒中患者心血管疾病的患病率通常高于小动脉闭塞型卒中患者。卒中患者的心电图检查可见异常改变（T 波直立或倒置），超声检查可发现左心室射血分数减低、室壁运动异常。心肌损伤标志物水平在卒中后会升高，但升高程度多不明显，低于心肌梗死的临界点，提示卒中发病后存在神经源性心肌损伤。有研究发现，右侧岛叶梗死与心肌酶升高有关。卒中引起的心脏损害包括致死性心脏病、长期存在的心脏问题（如心力衰竭）或轻微的 / 可恢复的损害。卒中急性期表现的心功能障碍通常在接下来的数周内随着神经功能的改善而好转或消失。

（3）充血性心力衰竭和心肌病　卒中后发生充血性心力衰竭对患者的死亡风险影响很大，但迄今关于急性卒中后充血性心力衰竭发病率的数据较为匮乏，因而对卒中后新发充血性心力衰竭的估计仍不准确。新发心肌梗死、心律失常、急性高血压或医源性并发症（如液体超负荷或药物变化）可能会导致易感个体的充血性心力衰竭。通过监测每日体重和液体摄入量 / 排出量来监测患者的水分状况有助于预防充血性心力衰竭。

值得注意的是，出血性或缺血性卒中患者可发生一种特征性的心肌病，表现为左心室心尖球样变。这种应激性心肌病（也称为 Takotsubo 综合征）表现为卒中急性期心电图上 ST 段短暂升高，随之出现较大的 T 波倒置，最常见于 V3 和 V4 导联。在这种应激性心肌病中，心肌缺血标志物通常在正常范围内，但血浆 BNP 水平可显著升高。日本的一项基于医院的临床队列研究发现，在缺血性卒中发病 2 周内，Takotsubo 综合征的发生率为 1.2%，美国梅奥诊所的调查发现蛛网膜下腔出血患者中发生率与之类似。对于女性患者，如脑梗死涉及岛区或广泛的脑干，似乎更易发生 Takotsubo 综合征。Takotsubo 综合征与猝死、充血性心力衰竭和反复血栓栓塞症相关。

2. 卒中后慢性心功能不全

卒中后慢性心功能不全可由内皮炎症、氧化应激和儿茶酚胺释放导致心肌重构所致。在病理状态下，交感神经刺激儿茶酚胺释放增加，导致外周血管和冠状动脉收缩发生缺血，而儿茶酚胺对心肌的直接毒性作用以及随后的神经源性高血压也是造成慢性心功能不全和心肌重构的原因之一。

（六）卒中后心脏损伤的生物标志物

1. N- 末端 B 型利钠肽前体

研究发现急性缺血性卒中和蛛网膜下腔出血后 NT-proBNP 的水平均有所升高，近 2/3 的急性缺血性卒中患者血浆 NT-proBNP 水平升高，并在症状出现后第二天达高峰，随后逐渐下降，其血浆 NT-proBNP 水平升高与卒中严重程度、预后不良和死亡率升高均独立相关。Montaner 等的研究发现，BNP 水平是急性卒中后早期死亡和神经功能恶化的独立预测因素，在缺血性卒中和出血性卒中之间未见显著差异。此外，Rost 等对缺血性卒中的研究中发现，BNP 水平可预测心源性卒中患者的死亡风险，而 NT-proBNP 水平与美国 NIHSS、梗死范围和 mRS 评分呈正相关。现已发现 75% 左右的心源性卒中患者 BNP 水平升高，在多数情况下，心源性卒中的病因多为心房颤动，而心房颤动与 BNP 水平升高有关，故 BNP 水平可能是心源性卒中的危险因素。然而，另一项研究则报道，NT-proBNP 与脑梗死大小或卒中严重程度无显著关联。

2. 肌钙蛋白

肌钙蛋白是检测心肌损伤敏感、特异的生物标志物。肌钙蛋白水平升高可见于多种疾病，如急性心肌炎、败血症、肺栓塞、心力衰竭、肾功能不全等。在一项研究中，5% ～ 8% 的急性缺血性卒中患者的肌钙蛋白升高。Fure 等在一项对 279 例急性缺血性卒中患者的研究中发现，

ST 段压低与高敏肌钙蛋白 T 增加显著相关，并且高敏肌钙蛋白 T 升高与不良的短期预后相关。蛛网膜下腔出血后 10% ～ 28% 的患者心肌酶升高，且心肌酶升高与卒中严重程度、死亡率和神经功能结局不良相关。一项对 617 例蛛网膜下腔出血患者的回顾性研究也发现，肌钙蛋白 T 水平高的患者死亡率增加。

（七）卒中后心脏损伤的的监测和管理

急性卒中后常并发心脏损伤，所以在卒中患者的急性期管理中，应常规进行心电图、心肌损伤标志物、心脏超声等检查，旨在早期发现心脏损伤并及时处理。对于可能发生心脏损伤的高危患者应收入 ICU 并密切监测。脑心综合征的处理流程详见图 7-2。即便在多数没有心肌梗死的卒中患者中，心电图的变化和（或）生物标志物水平的升高也可能提示其心肌损伤和具有更高的心血管风险。针对此类患者，应给予详细的心脏检查，包括早期超声心动图检查，以排除室壁运动异常。住院期间有异常表现者应考虑进行长期的心脏治疗、动态心电监测和超声心动图检查。此外，对于有生物标志物、心电图和超声心动图改变的高危患者，应考虑进行 CT 冠状动脉造影、心脏 MRI 或 DSA 等影像学检查，以排除缺血性心脏病。

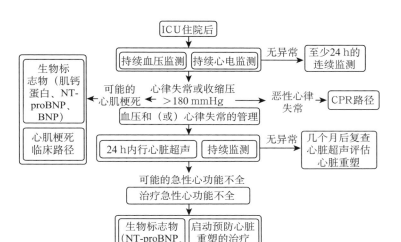

注：CPR—心肺复苏；1 mmHg=0.133 kPa。

图 7-2　脑 - 心综合征的管理流程

三、推荐建议

（一）卒中相关肺炎

1. SAP 是卒中后最常见的并发症之一，可使卒中患者的死亡风险增加 3 倍。

2. 卒中诱导的免疫抑制和吞咽困难是 SAP 重要的危险因素，其他危险因素包括年龄、性别、卒中严重程度、卒中类型、卒中部位、意识水平、喂养方式、抑酸剂使用、入住重症监护病房以及合并高血压、糖尿病、慢性呼吸道疾病和心房颤动史。

3. 推荐使用 AIS-APS 和 ICH-APS 来评估中国卒中患者的 SAP 风险。

4. SAP 的治疗包括积极治疗原发病、气道管理、营养支持和针对病原菌的抗感染治疗。

5. 对于发生 SAP 的高危人群，推荐采取抬高床头、吞咽训练及调整喂养方式等措施预防 SAP 的发生，不推荐预防性使用抗感染药物。

（二）卒中后心脏损伤

1. 卒中后心脏损伤通常发生在卒中后早期，主要表现为心肌梗死、心力衰竭、心律失常和心脏骤停。

2. 卒中后心脏损伤主要的病理生理机制包括交感神经过度活跃，HPA 轴、免疫和炎症反应以及肠道菌群失调，此外，岛叶梗死也与卒中后心脏损伤相关。

3. 实验室检查可能发现心电图改变、左心室射血分数降低、室壁运动异常以及心肌损伤标志物升高等异常。

4. 急性卒中后心脏损伤非常常见，在卒中患者的急性期管理中，需常规进行心电图、心肌损伤标志物、心脏超声检查，以早期发现心脏损伤并及时处理。

参考文献

[1] KUMAR S，SELIM M H，CAPLAN L R. Medical complications after stroke[J]. The Lancet，Neurology，2010，9（1）：105-118.

[2] BATTAGLINI D，ROBBA C，LOPES DA SILVA A，et al. Brain-heart interaction after acute ischemic stroke[J]. Crit Care，2020，

24（1）：163.

[3] CHEN Z L，VENKAT P，SEYFRIED D，et al. Brain-heart interaction：cardiac complications after stroke[J]. Circulation research，2017，121（4）：451-468.

[4] MIHALOVIC M，TOUSEK P. Myocardial injury after stroke[J]. J Clin Med，2022，11（1）：2-12.

[5] FAURA J，BUSTAMANTE A，REVERTE S，et al. Blood biomarker panels for the early prediction of stroke-associated complications[J/OL]. J Am Heart Assoc，2021，10：e018946[2022-07-12]. https://doi.org/10.1161/JAHA.120.018946.

[6] 中国卒中学会急救医学分会，中华医学会机制医学分会卒中学组，中国老年医学学会急诊医学分会，等. 卒中相关性肺炎诊治中国专家共识（2019更新版）[J]. 中国急救医学，2019，39（12）：1135-1143.

[7] SMITH C J，KISHORE A K，VAIL A，et al. Diagnosis of stroke-associated pneumonia：recommendations from the pneumonia in stroke consensus group[J]. Stroke，2015，46（8）：2335-2340.

[8] TEH W H，SMITH C J，BARLAS R S，et al. Impact of stroke-associated pneumonia on mortality，length of hospitalization，and functional outcome[J]. Acta Neurol Scand，2018，138（4）：293-300.

[9] JI R J，SHEN H P，PAN Y S，et al. Novel risk score to predict pneumonia after acute ischemic stroke[J]. Stroke，2013，44（5）：1303-1309.

[10] JI R J，SHEN H P，PAN Y S，et al. Risk score to predict hospital-acquired pneumonia after spontaneous intracerebral hemorrhage[J]. Stroke，2014，45（9）：2620-2628.

[11] HOFFMANN S，HARMS H，ULM L，et al. Stroke-induced immunodepression and dysphagia independently predict stroke-associated pneumonia—The PREDICT study[J]. J Cereb Blood Flow Metab，2017，37（12）：3671-3682.

[12] HANNAWI Y，HANNAWI B，RAO C P，et al. Stroke-associated pneumonia： major advances and obstacles[J]. Cerebrovasc Dis，2013，35（5）：430-443.

[13] HORAN TC，ANDRUS M，DUDECK M A. CDC/NHSN surveillance definition of health care-associated infection and criteria for specific types of infections in the acute care setting[J]. Am J Infect Control，2008，36（5）：309-332.

（刘日霞，刘广志）

第八章　卒中相关皮肤病变

　　卒中患者长期卧床，容易出现压疮等皮肤问题。需要指出的是，由于皮肤与神经系统同时起源于外胚层，因此有许多共同的分子结构，引发卒中的系统性疾病及相关因素也可能导致皮肤出现病理性改变；同时，部分神经皮肤发育障碍性疾病与卒中相关；另外，近年来皮肤科学的研究显示，包括银屑病、特应性皮炎、天疱疮、大疱性类天疱疮、化脓性汗腺炎等炎症性皮肤病会增加高血压及心脑血管疾病的风险。本章将分别从同时存在卒中与皮肤病的系统性疾病、神经皮肤疾病、与卒中共病的皮肤病以及卒中患者常见的继发性皮肤问题等方面进行介绍。

一、同时存在卒中与皮肤病的系统性疾病

　　包括血管炎在内的多种系统性疾病均可能导致卒中以及包括皮肤在内的多器官损伤。

（一）动脉粥样硬化栓塞

　　动脉粥样硬化栓塞也称为胆固醇结晶栓塞或胆固醇栓塞，指胆固醇结晶或小片动脉粥样硬化性物质导致的动脉栓塞。动脉粥样硬化斑块破裂后，斑块内的胆固醇结晶或

碎片进入循环可阻塞小动脉，导致多处血管闭塞，影响包括皮肤在内的多个器官。皮肤是胆固醇结晶栓塞常见的受累部位，见于 1/3 的患者，可表现为网状青斑、指 / 趾缺血、发绀、皮肤溃疡、紫癜和痛性红斑结节。统计显示，网状青斑通常为双侧，一般见于足和小腿，但有可能延伸至大腿、臀部和背部。从发生栓塞事件到出现后续症状往往要经过一段时间，一项回顾性研究显示，50% 的患者在诱发事件超过 30 d 后才出现皮肤病变。

（二）结节性多动脉炎

PAN 是一种坏死性血管炎，通常累及中等大小的肌动脉，偶尔累及小的肌动脉。系统性 PAN 可导致肾脏、关节、肌肉、神经、胃肠道以及皮肤病变。其中，cPAN 是仅累及皮肤中型血管的血管炎，属于 PAN 的一种独特亚型，但 cPAN 的血管炎病变局限于皮肤，故不属于本章讨论内容。PAN 的许多皮肤表现是由于皮下组织的血管受累所致，包括压痛性皮下结节、网状青斑、网状紫癜、皮肤溃疡、指 / 趾梗死和坏死等。PAN 患者的结节活检可见真皮深层或皮下脂肪层脂肪小叶之间的中动脉壁内坏死性血管炎，但 PAN 也可累及小动脉。PAN 的皮肤病变可以是局灶性或弥漫性的，更常见于下肢，常伴肢体水肿。进行性皮肤受累可以很严重，发生于指 / 趾或其他部位的梗死和坏疽时提示可能存在更大的动脉受累。对于结节和溃疡，需尽量切取"新鲜的"包含真皮深层和皮下脂肪的皮肤组织进行活检。

（三）系统性红斑狼疮

SLE 病因不明，几乎可影响人体的所有器官，临床表现可从轻微的皮肤病变到危及生命的肾脏、血液系统或中枢神经系统病变不等。多数 SLE 患者会在病程中出现皮肤和黏膜病变，最常见的是面部蝴蝶斑。蝴蝶斑为分布于患者面颊部（面颊和鼻梁，但不累及鼻唇沟）的红斑，在日晒后出现。部分患者可能出现盘状病变，其炎症更严重且往往会产生瘢痕。SLE 患者还常出现光敏性皮损、无痛性口腔和（或）鼻溃疡以及脱发等症状。SLE 的治疗方法取决于疾病累及程度、分型、初始治疗效果。日光防护、外用皮质类固醇、外用钙调磷酸酶抑制剂以及口服抗疟药物是常见的一线治疗方法。

（四）抗磷脂综合征

APS 是一种自身免疫性多系统疾病，特点是持续存在抗磷脂抗体的情况下出现动脉、静脉或小血管血栓栓塞事件和（或）病理妊娠，以及血小板减少或短暂性脑缺血发作。皮肤异常包括裂片形出血、网状青斑 / 葡萄状青斑、皮肤坏死和梗死、指 / 趾坏疽、皮肤溃疡、类似于血管炎的病变以及青斑样血管病变（伴或不伴白色萎缩）。网状青斑是 APS 最常见的皮肤表现，与多种病理机制有关，如真皮 – 皮下组织中小动脉的生理性狭窄或血管痉挛、高凝

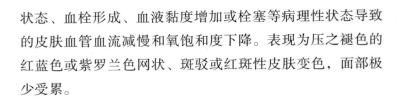

状态、血栓形成、血液黏度增加或栓塞等病理性状态导致的皮肤血管血流减慢和氧饱和度下降。表现为压之褪色的红蓝色或紫罗兰色网状、斑驳或红斑性皮肤变色，面部极少受累。

（五）Sneddon 综合征

SS 是指网状青斑伴发卒中，属于非血管炎性疾病，患者没有传统的血管危险因素，抗磷脂抗体常为阳性，皮肤也可出现葡萄状青斑。与网状青斑通常发生于生理情况而非病理状态不同，葡萄状青斑表现为比网状青斑更突然和更具破坏性的血管病变，特征为皮肤上有紫罗兰色的网状图案，为不规则和（或）断裂的环形，而网状青斑的特征为不断裂的环形（彩插 1）。

超过 50% 的 SS 患者有头痛病史。有研究报告头痛诊所中 22% 的患者存在网状青斑，网状青斑患者卒中的发生率也更高（28% *vs.* 7%，*P*=0.005），研究者认为网状青斑可作为预测偏头痛患者卒中风险的临床标志。

（六）烟雾血管病

MA 是一种慢性进行性脑血管疾病，是亚洲儿童和青年卒中最常见的原因。该病可以特发（称为烟雾病）或与其他遗传或获得性疾病有关，包括 I 型神经纤维瘤病、镰状细胞病、唐氏综合征或自身免疫性疾病等（称为烟雾综合征）。除大脑外，MA 也累及其他器官，包括皮肤的损害，表现为色素沉着、网状青斑、雷诺现象、血管瘤、黑色素细胞痣、白发和冻疮等症状和体征。少数报告描述了狼疮伴蝴蝶斑导致大血管闭塞和 MA 的中枢神经系统血管炎。雷诺现象是一种因血流减少而导致指 / 趾发白然后变蓝的现象。雷诺现象和青斑提示存在微血管功能障碍。此外，在一些特发性 MA 患者中发现了轻微的面部异常和皮肤体征，提示 MA 患者可能存在更多的全身症状。皮肤病变与 MA 之间的关联可能与平滑肌细胞的增殖和迁移有关。MA 患者的碱性成纤维细胞生长因子、可溶性粘附分子、细胞维甲酸结合蛋白 I 和肝细胞生长因子水平升高，这些因子在皮肤损伤和 MA 的全身表现中发挥了作用。

（七）网状紫癜

网状紫癜是皮肤上出现压之不褪色、暗红色至暗紫色、持续存在的出血性斑片或斑块，呈特征性的树枝状。继发于炎症性病变的皮损可能出现显著的外周红斑，患者还可能存在组织梗死所致的坏死，皮损常伴有比较严重的疼痛。

网状紫癜由皮肤血管损伤和完全闭塞导致的皮下血流受阻所致，可见于能够引起血栓形成、血管内蛋白沉积、栓子或血管壁破坏继而导致血管闭塞的疾病，包括多种血管病性疾病都可能出现网状紫癜。

二、可以出现卒中的神经皮肤疾病

NCD 包括各种累及皮肤、中枢神经系统和（或）周围神经系统的发育障碍性疾病。神经、皮肤共同的外胚层起源与其临床表现有关。

（一）神经纤维瘤

NF1 的标志性特征是多发的咖啡牛奶斑和皮肤神经纤维瘤，典型的皮肤症状发生的顺序是咖啡牛奶斑、腋窝和（或）腹股沟雀斑及神经纤维瘤。血管病变可导致包括颈内动脉在内的主要血管狭窄，可以引起烟雾病。NF-1 相关的脑血管病临床表现包括头痛、认知缺陷和动脉瘤破裂。脑血管病与 NF-1 的进展有关。影像学筛查发现早期脑血管改变有助于改善预后。除非有疼痛、出血、影响功能或美容需要等特定原因外，皮肤和皮下神经纤维瘤一般无需切除。

（二）弹力纤维假黄瘤

PXE 的特征包括弹力组织异常（弹力纤维断裂）和钙化。80% 的患者在 20 岁之前会出现进行性的皮肤损害。PXE 的典型皮损表现为发生于颈部和腋窝皱褶、脐周和下唇内面，直径 2 ～ 5 mm 的黄色丘疹，可融合成形状不规则的斑块，周围皮肤正常。患区皮肤最终变得松弛冗余。常见的心血管表现包括早发动脉粥样硬化，与血管内膜弹力层钙化有关，并可导致早年发生心肌梗死、脑血管病和肾血管性高血压。PXE 的皮肤症状无需特殊治疗。

（三）埃勒斯－当洛斯综合征

EDS 属于比较罕见的遗传性结缔组织病，存在 1 个或多个相关特征，如皮肤过度伸展、关节过度活动和组织脆弱。血管型 EDS 患者的血管或内脏出现自发破裂的风险较高。皮肤的特征性表现包括皮肤伸展过度、质脆、遭受创伤后易破裂、伤口愈合延迟、萎缩性瘢痕、易发瘀斑以及皮下脂肪从萎缩性皮肤疤痕下疝出形成的软疣样假瘤、皮下脂肪坏死导致的坚硬的钙化皮下结节等。如患者存在多种 EDS 的特征性表现（包括关节过度活动、多关节脱位、皮肤病变）或出现自发性器官破裂或血管夹层时，应考虑 EDS 的诊断。

由于 EDS 患者的伤口愈合异常，伤口裂开的风险增加，建议对伤口进行充分缝合，缝线保留时间是普通患者的 2 倍；可对暴露的部位使用保护性绷带或护具以降低皮肤脆性增加的患者发生皮肤撕裂的风险；易发瘀斑的患者应避免剧烈运动及使用阿司匹林等降低血小板功能的药物，也有学者建议应用维生素 C 以减少瘀斑并促进伤口愈合。

（四）Fabry 病

又称 Anderson-Fabry 病，一种 X 连锁的溶酶体贮积病，可导致酰基鞘鞍醇三己糖在多种细胞的溶酶体内蓄积，从而引起多种病理表现。Fabry 病患者脑部受累主要由血管病变和扩张性动脉病所致，可导致短暂性脑缺血发作和缺血性卒中。Fabry 病通常在儿童期或青春期发病，伴有周期性四肢剧痛（肢端感觉异常），皮肤病变包括毛细血管扩张和腹股沟、臀部、脐周的血管角化瘤和出汗异常（无汗、少汗、很少多汗）。70% 以上 Fabry 病患者会出现皮肤损害表现，平均发病年龄为 17 岁。毛细血管扩张和血管角皮瘤可以采用激光治疗，以达到美观效果。

（五）色素失禁症

IP 是一种 X 连锁显性遗传性皮肤病，对男性具有致死性且男性胎儿多于宫内死亡，所以几乎所有的患者均为女性。IP 的典型表现为阶段性皮损，牙齿、头发和指 / 趾甲等组织发育异常以及眼和神经系统异常。皮损最早出现于新生儿期，经历水疱期、疣状期、色素沉着期和萎缩 / 色素减退期的阶段性演变。皮损沿 Blaschko 线分布于躯干、四肢（彩插 2）。神经系统并发症常在新生儿期出现，是患者发病和死亡的主要原因，涉及中枢神经系统的微血管闭塞性缺血，可能会反复发生急性卒中。IP 的临床诊断依据是女性患者出现沿 Blaschko 线分布的典型的阶段性皮疹，结合包括牙齿、头发、眼、神经系统异常及典型的皮肤组织病理学表现。皮损的治疗取决于皮肤及皮肤外病变的严重程度。早期水疱通常仅需用柔和的去垢剂和润肤剂进行轻柔的创面护理。外用糖皮质激素对严重的炎症皮损有一定的治疗效果。

（六）Sturge-Weber 综合征

SWS 是一种罕见的先天性血管疾病，累及毛细血管。SWS 是 *GNAQ* 基因的体细胞嵌合突变所致，不是遗传性疾病。SWS 的特征是面部毛细血管畸形（葡萄酒色斑）与累及脑和眼部的毛细血管 – 静脉畸形。葡萄酒色斑通常出现在额部和上眼睑，主要在三叉神经第 1 分支或第 2 分支的分布区。颅内病变通常出现在葡萄酒色斑同侧。多数 SWS 患者经历进行性或阵发性神经系统表现，包括卒中样发作、癫痫发作、偏瘫、同向偏盲和认知延迟或退化，通常始于婴儿期。SWS 治疗和管理的重点是调节神经和眼部后遗症。由神经科、眼科、皮肤科医师组成诊疗团队可提供更好、更全面的治疗方案。

（七）遗传性出血性毛细血管扩张症

HHT 又称为 Osler-Weber-Rendu 综合征，是一种常染色体显性遗传性血管病。患者可以无症状，也可以出现特征性的皮肤黏膜毛细血管扩张、鼻出血以及可以危及生命的心力衰竭、肝衰竭、脑脓肿及卒中。皮肤和颊黏膜毛细血管扩张好发于唇、舌、颊黏膜和指尖，有时可以发生出血。除对症止血外，无需特殊治疗。根据典型的临床表现，尤其是一级亲属患有 HHT 时，应考虑 HHT 的可能。

多数中枢神经系统血管畸形中的毛细血管扩张是由血管壁胚胎发生缺陷所致的血管发育异常，并且与血管瘤型皮肤神经综合征有关，除 HHT 外，还包括 Louis–Bar 综合征（共济失调毛细血管扩张症）和 Wyburn–Mason 综合征（单侧脑视网膜血管畸形）。共济失调毛细血管扩张症是由毛细血管扩张性共济失调突变蛋白基因 ATM 突变引起的常染色体隐性遗传病，患者存在进行性小脑共济失调和其他神经系统异常、眼 – 皮肤毛细血管扩张以及免疫缺陷。

三、卒中常见的皮肤共病

特应性皮炎、银屑病、天疱疮、大疱性类天疱疮、化脓性汗腺炎等炎症性皮肤病的发生与免疫系统激活有关。在美国的一项针对住院患者的研究中，炎症性皮肤病患者心脑血管疾病的发生率显著增加（OR 分别为：天疱疮 1.14；大疱性类天疱疮 1.83；特应性皮炎 1.18；银屑病 1.32）；短暂性脑缺血发作和脑血管病的发生率显著增加（OR 分别为：天疱疮 1.36；大疱性类天疱疮 2.03；特应性皮炎 1.19；银屑病 1.31），结果提示炎症性皮肤病可以增加高血压、肥胖、糖尿病以及心脑血管疾病的风险，特别是对于年轻患者。

（一）特应性皮炎

特应性皮炎是一种慢性、复发性、炎症性皮肤病。由于患者常合并过敏性鼻炎、哮喘等其他特应性疾病，因此被认为是一种系统性疾病。特应性皮炎的发病与遗传和环境因素均密切相关。父母亲等家族成员有过敏性疾病史是本病最大的危险因素。环境因素包括气候变化、生活方式改变、不正确的洗浴、感染原和变应原刺激等。此外，心理因素（如精神紧张、焦虑、抑郁等）也在特应性皮炎的发病中发挥一定的作用。

特应性皮炎最基本的特征是皮肤干燥、明显瘙痒和主要发生于身体屈侧（如颈部、肘窝、腘窝）的慢性湿疹样皮损（皮肤干燥肥厚，有明显苔藓样变）。除婴儿期皮损以急性湿疹表现（片状分布的红斑、丘疹、水疱）为主外，患者皮损以亚急性和慢性皮损为主要表现，皮损也可泛发于面部、手部、躯干及四肢。老年期患者前述皮疹通常严重而泛发，甚至因处置不当出现红皮病（彩插3）。

特应性皮炎的诊断需详细询问病史、家族史，结合临床表现和全面体检进行诊断，必要时进行外周血嗜酸性粒细胞计数和血清 IgE 的检测。目前国外最常用的诊断标准是 Williams 标准。本病确诊后推荐阶梯治疗：轻度患者根据皮损及部位选择外用药（如糖皮质激素或钙调神经磷酸酶抑制剂）对症治疗，必要时口服抗组胺药治疗合并过敏或止痒，对症抗感染治疗；中度患者除前述治疗外，必要时湿包治疗控制急性症状，并维持治疗，可配合紫外线治疗；重度患者应住院治疗，系统使用免疫抑制剂，如环孢素、甲氨蝶呤等，短期系统用糖皮质激素、度普利尤单抗治疗。对所有患者均应进行健康教育，使用保湿润肤剂，寻找并避免或回避诱发因素。

（二）银屑病

银屑病是一种慢性炎症性皮肤病，可能与代谢综合征合并心脑血管疾病有关。日本研究者调查了寻常型银屑病患者血清 CRP 与心脑血管疾病之间的关系，结果显示，与单纯银屑病患者相比，伴有心脑血管疾病的银屑病患者的 CRP 水平显著升高。此外，患有代谢综合征的银屑病患者的血清 CRP 水平显著高于没有代谢综合征的银屑病患者。

银屑病是一种遗传与环境共同作用诱发、免疫介导的慢性、复发性、炎症性、系统性疾病，目前有寻常型、脓疱型、红皮病型、关节型 4 个不同的分型。寻常型银屑病的典型临床表现为边界清楚的鳞屑性红斑或斑块，局限或广泛分布（彩插 4）。脓疱型银屑病分为局限型和泛发型 2 个亚型，局限型中的掌跖脓疱病表现为掌跖部位红斑基础上的密集脓疱，连续性肢端皮炎表现为指 / 趾末端发生的红斑、脓疱，可伴甲脱落、末端骨吸收；泛发型表现为迅速出现的针尖至粟粒大小的淡黄色无菌性小脓疱，密集分布，可出现片状脓湖，全身肿胀疼痛，伴有寒战、高热。

红皮病型银屑病常由其他类型的银屑病加重或用药不当发展而来，发生弥漫性红斑、肿胀、脱屑，可伴发热和低蛋白血症。关节病型银屑病常伴有其它类型银屑病，同时或先后出现指/趾关节、四肢大关节或脊柱及骶髂关节肿痛，实验室检查常出现 CRP 升高、红细胞沉降率加快，X线检查可显示附着点炎、关节腔积液、滑膜增厚，严重者可出现关节变形和关节腔狭窄。

本病的治疗应充分考虑银屑病的病因、亚型、严重程度以及患者的治疗要求。轻症患者首选外用药治疗，包括润肤保湿剂、维生素 D3 衍生物、维 A 酸类、糖皮质激素等。紫外线光疗适于中重度寻常型银屑病和关节病型银屑病。系统治疗包括免疫抑制剂（甲氨蝶呤、环孢素等）、维 A 酸类药物以及生物制剂，主要用于中重度患者。

（三）天疱疮

天疱疮是一类罕见的自身免疫性皮肤黏膜大疱性疾病，寻常型天疱疮是天疱疮中最常见、最严重类型，部分患者可危及生命。多数寻常型天疱疮患者先有口腔损害，表现为持续性、痛性糜烂或溃疡，影响进食，生殖器黏膜、眼结膜受累次之，继而出现皮肤损害，表现为正常皮肤表面出现松弛性水疱和大疱，水疱易破，形成不断扩大的糜烂面，很难愈合，尼氏征阳性，多数患者没有瘙痒（彩插 5）。

本病的诊断要点为：

1. 临床表现皮肤出现松弛性水疱和大疱，易破溃不易愈合，形成逐渐扩大的顽固性糜烂面，尼氏征阳性，可累及黏膜。

2. 组织病理表皮内或上皮细胞间棘层松解，形成水疱和大疱。

3. 免疫诊断指标　①皮损区域或皮损周围正常皮肤直接免疫荧光示 IgG 和（或）补体沉积于表皮（或上皮）细胞间；②间接免疫荧光检测到血清中出现抗表皮细胞间抗体；③酶联免疫吸附测定检测到血清中出现 Dsg 抗体。

天疱疮治疗前应充分评估患者的病情和基础状况，治疗中需严密观察病情变化，监测相应药物的不良反应。系统应用糖皮质激素是一线治疗方案，轻、中、重度患者应采用不同剂量。中、重度患者早期可联合应用免疫抑制剂（如甲氨蝶呤、吗替麦考酚酯等）或生物制剂（如利妥昔单抗）治疗，在应用生物制剂时建议联合静脉注射免疫球蛋白。必要时可采用血浆置换、干细胞移植等治疗。皮损区域可外用糖皮质激素软膏辅助治疗，外用抗生素软膏预防继发感染。

（四）大疱性类天疱疮

BP 是一种自身免疫性大疱病，常发生于老年人群。本病发病机制复杂，神经精神系统疾病、部分口服药物（如利尿剂、含巯基药物、非甾体类抗炎药、部分降压药等）

可能增加发病风险。

BP 的诊断要点为：

1. 临床表现早期可表现为红斑样或荨麻疹性斑片、斑块，伴剧烈瘙痒（彩插 6），之后在正常皮肤或红斑上出紧张性水疱、大疱，尼氏征阴性，口腔、生殖器黏膜损害轻或无。

2. 组织病理检查显示为表皮下水疱，疱液中存在嗜酸性粒细胞或中性粒细胞，真皮浅层可见嗜酸性粒细胞或中性粒细胞为主的浸润。

3. 直接与间接免疫荧光可见表皮基底膜带 IgG 和（或）C3 线状沉积。

4. 酶联免疫吸附测定检测到血清中抗 BP180 和（或）BP230 IgG 抗体水平升高。

本病根据皮损面积不同分为轻、中、重型。轻型患者的治疗可外用强效或超强效糖皮质激素，无明显缓解时可系统服用四环素类及烟酰胺类药物；中度和重度患者需口服糖皮质激素，如有禁忌证或效果不佳，可考虑单独或联合应用免疫抑制剂（如甲氨蝶呤、吗替麦考酚酯等）。顽固性 BP 可采用静脉注射人免疫球蛋白、甲基泼尼松龙冲击治疗以及生物制剂（如利妥昔单抗、奥马珠单抗等）等药物治疗。

（五）化脓性汗腺炎

HS 是一种慢性炎症性皮肤病，其特征是疼痛的结节、脓肿、窦道形成和疤痕。与卒中相关 HS 的系统回顾和荟萃分析发现，HS 患者中的卒中比例显著高于对照组（*OR* 1.74，95%*CI* 1.45 ～ 2.09）。皮肤科和其他科室临床医师应重视 HS 患者的脑血管危险评估和针对危险因素的干预。

HS 的诊断要点为：

1. 病史曾出现反复发作的疼痛性或化脓性皮损。

2. 典型临床表现腋窝、腹股沟、会阴、肛周、臀部及女性乳房下皱褶处等汗腺分布部位的深在疼痛性结节、脓肿、窦道、瘢痕。

HS 的治疗应根据病情严重程度以及皮损的类型进行分级治疗，系统药物治疗包括抗生素、维 A 酸类、免疫抑制剂以及抗雄激素药物等，辅助治疗包括外科手术和光电治疗。

（六）皮赘

糖尿病患者的胰岛素抵抗和胰岛素分泌过多以及胰岛素的生长激素样作用被认为会导致皮赘。与无皮赘的 2 型糖尿病患者相比，未发现卒中病史与皮赘存在相关性（56.2% *vs.* 43.8%），考虑皮赘与糖尿病的关系更密切。

皮赘好发于皮肤松弛的部位（如眼睑、颈部、腋下、腹股沟等处），表现为肤色、光滑、柔软的球状、丝状或息肉状丘疹，可单个或聚合生长，底部有蒂与皮肤相连。

本病对健康无害，如无不适可不治疗，如患者认为影响美观，可采用激光、冷冻、电凝等方式去除。

（七）脂溢性皮炎

脂溢性皮炎是发生在皮脂溢出部位的一种慢性丘疹鳞屑性、浅表炎症性皮肤病。好发于头面部、躯干等皮脂溢出部位，可伴有不同程度的瘙痒。目前研究认为本病与皮脂腺分泌旺盛、免疫功能障碍、神经源性因素、情绪压力以及马拉色菌感染相关。本病常见于婴儿和成人。成人的症状常首先局限于头皮，后续可向面部、耳后、腋窝、上胸、肩胛等部位发展。最初皮损为毛囊周围的炎症性丘疹，逐渐融合成大小不等的黄红色斑片，边界清楚，上覆油腻性鳞屑或结痂。

脂溢性皮炎的治疗可采用口服维生素 B_2 或复合维生素 B，瘙痒剧烈时可口服抗组胺药，炎症反应明显时可短期口服四环素或红霉素。外用药治疗主要是抗真菌药物（如酮康唑、环吡酮胺）以及改善皮肤屏障的药物（如钙调神经磷酸酶抑制剂等），同时应注意建立健康的睡眠、饮食和护肤习惯。

四、卒中常见的继发性皮肤问题

（一）压疮

压疮是由于局部组织长期受压，造成皮肤和皮下组织缺血、缺氧、营养不良而出现的损伤、溃烂，甚至坏死。压疮的诊断要点为：多见于长期卧床患者的骶骨、坐骨结节等骨隆突处；在持续受压部位出现红斑、水疱、溃疡，创面及周围正常皮肤有红、肿、热、痛等表现，创面渗出液增多，渗液黏稠甚至出现脓液；严重者可伴高热或寒战；辅助检查可见白细胞计数升高。

压疮的主要治疗策略：局部伤口换药、清创、负压引流和皮瓣转移；发热、白细胞计数明显升高者建议全身给予抗生素治疗；勤翻身，避免压疮部位再受压；加强营养；康复治疗，提高患者的生活自理能力。

（二）药疹

包括阿司匹林、华法林、氯吡格雷、阿替普酶等在内的卒中治疗过程中常用的药物均存在药物不良反应的风险。皮肤是阿司匹林不良反应最常累及的器官，常表现为荨麻疹和（或）血管性水肿。与华法林相关的皮肤不良反应包括出血、脱发、瘙痒性黄斑和丘疹、蓝趾综合征（胆固醇微栓塞）和皮肤坏死。有学者回顾了美国静脉注射阿替普酶发生过敏反应的病例报告，过敏反应主要表现包括血管性水肿、面部肿胀、荨麻疹、皮疹、皮肤感觉迟钝、低血压、过敏性休克。临床医师对药物不良反应意识的增强有助于及时识别和治疗药疹。

五、推荐建议

1.卒中患者容易继发压疮、药疹等皮肤问题。为了更好地诊治卒中患者，神经科医师需要与皮肤科医师加强合作。

2.卒中患者常存在特应性皮炎、银屑病、天疱疮、大疱性类天疱疮、HS等皮肤共病。

3.动脉粥样硬化栓塞、PAN、SLE、APS、SS、MA等疾病可同时存在于卒中与皮肤病变患者中。

4.神经纤维瘤、PXE、EDS、ZP等NCD也可发生于卒中患者。

参考文献

[1] ADAMS H P. Cerebral vasculitis[J/OL]. Handb Clin Neurol，2014，119：475-94[2022-07-15]. https://doi.org/10.1016/B978-0-7020-4086-3.00031-X.

[2] AJALA O，MOLD F，BOUGHTON C，et al. Childhood predictors of cardiovascular disease in adulthood. A systematic review and meta-analysis[J]. Obes Rev，2017，18（9）：1061-1070.

[3] AL ABOUD D，BROSHTILOVA V，AL ABOUD K，et al. Dermatological aspects of cerebrovascular diseases[J]. Acta Dermatovenerol Alp Pannonica Adriat，2005，14（1）：9-14.

[4] ALESSANDRO L，OLMOS LE，BONAMICO L，et al. Multidisciplinary rehabilitation for adult patients with stroke[J]. Medicina（B Aires），2020，80（1）：54-68.

[5] AMANAT M，SALEHI M，REZAEI N. Neurological and psychiatric disorders in psoriasis [J]. Rev Neurosci，2018，29（7）：805-813.

[6] ASCOTT A，MULICK A，YU AM，et al. Atopic eczema and major cardiovascular outcomes：a systematic review and meta-analysis of population-based studies[J]. J Allergy Clin Immunol，2019，143（5）：1821-1829.

[7] BOEHNCKE W H. Systemic inflammation and cardiovascular comorbidity in psoriasis patients：causes and consequences[J/OL]. Front Immunol，2018，5；9：579[2022－07－15]. https://doi. org/10.3389/fimmu.2018.00579.

[8] DAVIS D M R，DRUCKER A M，ALIKHAN A，et al. American academy of dermatology guidelines：awareness of comorbidities associated with atopic dermatitis in adults[J]. J Am Acad Dermatol，2022，86（6）：1335－1336.

[9] DE L A TORRE A J，LUAT A F，et al. A multidisciplinary consensus for clinical care and research needs for sturge－weber syndrome[J/OL]. Pediatr Neurol，2018，84：11－20[2022－07－15]. https://doi.org/10.1016/j.pediatrneurol.2018.04.005.

[10] DHAND A，AMINOFF M J. The neurology of itch[J]. Brain，2014，137（Pt 2）：313－322.

[11] EGEBERG A，GISONDI P，CARRASCOSA J M，et al. The role of the interleukin－23/Th17 pathway in cardiometabolic comorbidity associated with psoriasis[J]. J Eur Acad Dermatol Venereol，2020，34（8）：1695－1706.

[12] FURUE M，KADONO T. Bullous pemphigoid：what's ahead？[J]. J Dermatol，2016，43（3）：237－240.

[13] HALE G，DAVIES E，GRINDLAY D J C，et al. What's new in atopic eczema？ An analysis of systematic reviews published in 2017. Part 2：epidemiology，aetiology and risk factors[J]. Clin Exp Dermatol，2019，44（8）：868－873.

[14] KAKARALA C L，HASSAN M，BELAVADI R，et al. Beyond the skin plaques：psoriasis and its cardiovascular comorbidities[J/OL]. Cureus，2021，13（11）：e19679[2022－07－15]. https://doi. org/10.7759/cureus.19679.

[15] KERKHOF P L M，KHAMAGANOVA I. Sex－specific cardiovascular comorbidities with associations in dermatologic and rheumatic disorders[J/OL]. Adv Exp Med Biol，2018，1065：489－509[2022－

07-15]. https://doi.org/10.1007/978-3-319-77932-4_30.

[16] PAIM-MARQUES L，DE OLIVEIRA R J，APPENZELLER S. Multidisciplinary management of fabry disease：current perspectives[J]. J Multidiscip Healthc，2022，10（15）：485-495.

[17] PARAMBIL J G. Hereditary hemorrhagic telangiectasia[J]. Clin Chest Med，2016，37（3）：513-521.

[18] PHAN K，NG WHS，LAI B，et al. Hidradenitis suppurativa and association with stroke：systematic review and meta-analysis[J]. J Dermatolog Treat，2022，33（4）：2309-2316.

[19] REITH W，YILMAZ U，ZIMMER A. Sturge-Weber syndrome[J]. Radiologe，2013，53（12）：1099-103.

[20] SAMANTA D，COBB S，ARYA K. Sneddon syndrome：a comprehensive overview[J]. J Stroke Cerebrovasc Dis，2019，28（8）：2098-2108.

[21] SHCHEDERKINA I O，LIVSHTZ M I，KUZMINA E V，et al. Sturge-Weber syndrome in children. Clinical features，diagnosis and approaches to therapy on the example of three clinical cases[J]. Zh Nevrol Psikhiatr Im S S Korsakova，2019，119（11）：55-64.

[22] UTHMAN I，NOURELDINE M H A，RUIZ-IRASTORZA G，et al. Management of antiphospholipid syndrome[J]. Ann Rheum Dis，2019，78（2）：155-161.

[23] WAISMAN A，HAUPTMANN J，REGEN T. The role of IL-17 in CNS diseases[J]. Acta Neuropathol，2015，129（5）：625-637.

（周田田，张海萍）

第九章　卒中非运动症状的中医管理

一、眩晕失衡

（一）中医诊断

1. 病名诊断

卒中属于中医学"中风病"，以猝然昏仆，口舌歪斜，半身不遂，语言不利为主症。若卒中伴随发生头晕目眩、视物旋转、轻者闭目即止、重者如坐车船，甚则仆倒等症，严重者可伴有头痛、项强、恶心呕吐、眼球震颤、耳鸣耳聋、汗出、面色苍白等表现，多有外邪侵袭，情志不遂，年高体虚，饮食不节，跌仆损伤等病史，可称为"卒中眩晕平衡障碍"。

2. 证候诊断

（1）风邪上扰证　口舌歪斜，言语不利，甚则半身不遂，舌强言謇或不语，眩晕，可伴头痛，恶寒发热，鼻塞流涕，舌苔薄白，脉浮；或伴咽喉红痛，口干口渴，苔薄黄，脉浮数；或兼见咽干口燥，干咳少痰，苔薄少津，脉浮细；或伴肢体困倦，头重如裹，胸脘闷满；苔薄腻，脉濡。

（2）少阳邪郁证　偏身麻木，半身不遂，眩晕，口苦咽干，心烦喜呕，或兼寒热往来，胸胁苦满，默默不欲饮食；苔薄，脉弦。

（3）肝阳上亢证　半身不遂，偏身麻木，舌强言蹇或不语或口舌歪斜，眩晕，耳鸣，头目胀痛，口苦，失眠多梦，遇烦劳郁怒而加重，甚则仆倒，颜面潮红，急躁易怒，肢麻震颤；舌红苔黄，脉弦或数。

（4）痰湿中阻证　偏身麻木，肌肤不仁，口舌歪斜，言语不利，甚则半身不遂，舌强言蹇或不语，眩晕，头重昏蒙，或伴视物旋转，胸闷恶心，呕吐痰涎，食少多寐；舌苔白腻，脉濡滑。

（5）瘀血阻窍证　肌肤不仁，口舌歪斜，言语不利，甚则半身不遂，偏身麻木，眩晕，头痛，兼见健忘，失眠，心悸，精神不振，耳鸣耳聋，面唇紫暗；舌暗有瘀斑，脉涩或细涩。

（6）气血亏虚证　半身不遂，口舌歪斜，舌强言蹇或不语，偏身麻木，眩晕动则加剧，劳累即发，面色㿠白，神疲乏力，倦怠懒言，唇甲不华，发色不泽，心悸少寐，纳少腹胀；舌淡苔薄白，脉细弱。

（7）肾精不足证　口舌歪斜，半身不遂，舌强语蹇，眩晕日久不愈，精神萎靡，腰酸膝软，少寐多梦，健忘，两目干涩，视力减退，或遗精滑泄，耳鸣齿摇，或颧红咽干，五心烦热，舌红少苔，脉细数，或面色胱白，形寒肢冷；舌淡嫩，苔白，脉弱尺甚。

（二）治疗

1. 治则治法

（1）分期论治　急性期病情多实证，辨证可为风邪上
扰证，少阳邪郁证，肝阳上亢证，痰湿中阻证等；恢复期
病情多虚实夹杂，多见于气血亏虚证，瘀血阻窍证等；恢
复后期及后遗症期多虚证，可见于肾精不足证等。

（2）虚实论治　眩晕病理变化不外虚实两端。虚者为
髓海不足或气血亏虚，清窍失养；实者为风、火、痰、瘀
扰乱清窍。卒中眩晕平衡障碍的治疗原则是补虚泻实、调
整阴阳。虚者当滋养肝肾，补益气血，填精生髓；实证当
疏风祛邪，疏达少阳，平肝潜阳，祛湿化浊，活血化瘀。

2. 治疗方法

（1）中医内治法

①风邪上扰证

治法：风寒表证治以疏风散寒、辛温解表；风热表证
治以疏风清热、辛凉解表；风燥表证治宜轻宣解表、凉润
燥热；风湿表证治宜疏风散湿。

推荐方药：风寒表证用川芎茶调散加减，药物组成
为川芎、荆芥、羌活、细辛、白芷、防风、薄荷、甘草；
风热表证用银翘散加减，药物组成为金银花、连翘、淡豆
豉、荆芥、薄荷、淡竹叶、牛蒡子、桔梗、甘草；风燥表
证用桑杏汤加减，药物组成为冬桑叶、苦杏仁、沙参、浙
贝母、淡豆豉、梨皮；风湿表证用羌活胜湿汤加减，药物

组成为羌活、独活、藁本、防风、蔓荆子、川芎、甘草。

②少阳邪郁证

治法：和解少阳，疏风清利。

推荐方药：小柴胡汤加减。药物组成：柴胡、黄芩、姜半夏、党参、旋覆花、代赭石、甘草、生姜、大枣。随证加减：发热者，去党参，加桂枝以取微汗而解肌；咳嗽者，去党参、生姜、大枣，加紫菀、款冬花；痰多者，加全瓜蒌、浙贝母。

③肝阳上亢证

治法：平肝潜阳，清火息风。

推荐方药：天麻钩藤饮加减。药物组成：天麻、石决明、钩藤、牛膝、杜仲、桑寄生、黄芩、栀子、菊花、白芍。随证加减：口苦目赤，烦躁易怒者，酌加龙胆草、丹皮、夏枯草；目涩耳鸣，腰酸膝软，舌红少苔，脉弦细数者，可酌加枸杞子、首乌、生地、麦冬、玄参；若见目赤便秘，可选加大黄、芒硝以通腑泄热；眩晕剧烈，兼见手足麻木或震颤者，加羚羊角、石决明、生龙骨、生牡蛎、全蝎、蜈蚣等镇肝息风，清热止痉。

④痰湿中阻证

治法：化痰祛湿，健脾和胃。

推荐方药：半夏白术天麻汤加减。药物组成：半夏、白术、天麻、橘红、薏苡仁、茯苓、陈皮。随证加减：若眩晕较甚，呕吐频作，视物旋转，可酌加代赭石、竹茹、生姜、旋覆花以镇逆止呕；若脘闷纳呆，加砂仁、白蔻仁等芳香和胃；若兼见耳鸣重听，可酌加郁金、菖蒲、葱白以通阳开窍；若痰郁化火，头痛头胀，心烦口苦，渴不欲饮，舌红苔黄腻，脉弦滑，宜用黄连温胆汤清化痰热。

⑤瘀血阻窍证

治法：祛瘀生新，活血通窍。

推荐方药：通窍活血汤加减。药物组成：川芎、赤芍、桃仁、红花、白芷、菖蒲、老葱、当归、地龙、全蝎。随证加减：若兼见神疲乏力，少气自汗等症，加入黄芪、党参益气行血；若兼畏寒肢冷，感寒加重，可加附子、桂枝温经活血。

⑥气血亏虚证

治法：补益气血，调养心脾。

推荐方药：归脾汤加减。药物组成：党参、白术、黄芪、当归、龙眼肉、大枣、茯苓、炒扁豆、远志、酸枣仁、木香。随证加减：若中气不足，清阳不升，兼见气短乏力，纳少神疲，便溏下坠，脉象无力，可合用补中益气汤；若自汗时出，易于感冒，当重用黄芪，加防风、浮小麦益气固表敛汗；若脾虚湿盛，腹泻或便溏，腹胀纳呆，舌淡舌胖，边有齿痕，可酌加薏苡仁、炒扁豆、泽泻等；若兼见形寒肢冷，腹中隐痛，脉沉，可酌加桂枝、干姜以温中助阳；若血虚较甚，面色㿠白，唇舌色淡，可加阿胶、紫河车粉（冲服）；兼见心悸怔忡，少寐健忘，可加柏子仁、合欢皮、夜交藤养心安神。

⑦肾精不足证

治法：滋养肝肾，益精填髓。

推荐方药：左归丸加减。药物组成：熟地、山萸肉、山药、龟板、鹿角胶、紫河车、杜仲、枸杞子、菟丝子、牛膝。随证加减：阴虚火旺，症见五心烦热，潮热颧红，舌红少苔，脉细数者，可选加鳖甲、龟板、知母、黄柏、丹皮、地骨皮等；若肾失封藏固摄，遗精滑泄，可酌加芡实、莲须、桑螵蛸等；若兼失眠，多梦，健忘诸症，加阿胶、鸡子黄、酸枣仁、柏子仁等交通心肾，养心安神；若阴损及阳，肾阳虚明显，表现为四肢不温，形寒怕冷，精神萎靡，舌淡脉沉，或予右归丸温补肾阳，填精补髓，或酌配巴戟天、仙灵脾、肉桂；若兼见下肢浮肿，尿少等症，可加桂枝、茯苓、泽泻等温肾利水。

（2）中医外治法

①针刺疗法

适应证：卒中眩晕平衡障碍实证与虚证。

方法：治疗卒中眩晕平衡障碍实证，主穴选中脘、阴陵泉、行间、水泉、印堂，配穴结合证候和经络，辨证选取。针刺方法：用平补平泻法或根据病情施用泻法，不可结合灸法。治疗卒中眩晕平衡障碍虚证，主穴选百会、风池、膈俞、肾俞、脾俞、足三里，配穴结合证候和经络，辨证选取。针刺方法：用平补平泻法或根据病情施用补法，可结合灸法。

疗程：7 d 为 1 个疗程，可连续治疗 2 ～ 3 个疗程。

②穴位敷贴疗法

适应证：卒中眩晕平衡障碍肝阳上亢证。

方法：将吴茱萸烘干磨细，过 200 目筛，取 100 g 药粉以适量食用醋、姜汁调成糊状，以医用胶布将调配好的药物敷贴于涌泉穴，适度按压刺激穴位，每日 1 次，每次 6 h。注意事宜：敷贴期间注意观察是否有过敏现象，如果有，要及时停药，对症处理。

疗程：7 周为 1 个疗程，可连续治疗 4 ～ 8 个疗程。

③压灸百会穴疗法

适应证：卒中眩晕平衡障碍气血亏虚证。

方法：嘱患者取坐位，将 6 ～ 8 层无菌纱布平铺于百会穴上，点燃艾条后垂直按压于百会穴上，适度加压 2 ～ 5 s，待患者感到稍有灼热、疼痛感即可提起艾条，避免烫伤患者，停顿 5 ～ 10 s 再行操作。每次压灸 5 min，操作完毕后于穴位涂抹少许万花油以保护局部皮肤。

疗程：隔日 1 次，14 d 为 1 个疗程，连续治疗 2 个疗程。

④温和灸疗法

适应证：卒中眩晕平衡障碍气虚浊阻证。

方法：取穴印堂、神阙、足三里（双侧）、丰隆（双侧），患者取仰卧位，暴露上述诸穴位皮肤，印堂与神阙采用灸盒温和灸，足三里、丰隆采用灸架温和灸。每次每穴施灸 30 min 左右，每日 1 次。

疗程：7 d 为 1 个疗程，可连续治疗 4 个疗程。

（三）常用中成药及用量

1. 天麻钩藤颗粒

功效：平肝熄风，清热安神。

主治：卒中眩晕平衡障碍属肝阳上亢者。

适应证：卒中眩晕平衡障碍以眩晕、头痛、耳鸣、眼花、震颤、失眠为主者。

使用方法：每次 2 袋（每袋 5 g），每日 3 次，口服。

2. 养血清脑颗粒

功效：养血平肝，活血通络。

主治：卒中眩晕平衡障碍属血虚肝亢者。

适应证：卒中眩晕平衡障碍以眩晕、头痛、眩晕、眼花、心烦易怒、失眠多梦为主者。

使用方法：每次 1 袋（每袋 4 g），每日 3 次，口服。

3. 全天麻胶囊

功效：平肝熄风。

主治：卒中眩晕平衡障碍属肝风上扰者。

适应证：卒中眩晕平衡障碍以眩晕、头痛、肢体麻木为主者。

使用方法：每次 2 ～ 6 粒（每粒 0.5 g），每日 3 次，口服。

4. 眩晕宁片

功效：健脾利湿，滋肾平肝。

主治：卒中眩晕平衡障碍属痰湿中阻，肝肾不足者。

适应证：卒中眩晕平衡障碍以头昏头晕为主者。

使用方法：每次 2～3 片（每粒 0.38 g），每日 3～4 次，口服。

5. 六味地黄丸

功效：滋阴补肾。

主治：卒中眩晕平衡障碍属肾阴亏损者。

适应证：卒中眩晕平衡障碍以头晕耳鸣，腰膝酸软，骨蒸潮热，盗汗遗精为主者。

使用方法：每次 8 丸（每 8 丸 1.44 g），每日 3 次，口服。

6. 小柴胡颗粒

功效：解表散热，疏肝和胃。

主治：卒中眩晕平衡障碍属少阳邪郁者。

适应证：卒中眩晕平衡障碍以头晕耳鸣，胸胁苦满，食欲不振，心烦喜呕，口苦咽干为主者。

使用方法：每次 1～2 袋（每袋 10 g），每日 3 次，口服。

二、情绪精神症状

（一）中医诊断

1. 病名诊断

①以忧郁不畅，情绪不宁，胸胁胀满疼痛，或者易

哭善怒，情绪多变，或者咽中如有物阻为主要临床症状；②病史：多有忧愁、焦虑、悲哀、恐惧、愤怒等情志内伤史，且病情的反复常与各种因素导致的情志变化相关；③各系统检查和实验室检查正常，可以除外器质性疾病。

2. 证候诊断

（1）肝气郁结证　症状：情绪不宁，郁闷烦躁，胸部满闷，胸胁胀痛，脘闷嗳气，不思饮食，大便不调；苔薄白，脉弦。

（2）气郁化火证　症状：性情急躁易怒，胸胁胀满，口苦而干，或头痛，目赤，耳鸣，或嘈杂吞酸，大便秘结；舌质红，苔黄，脉弦数。

（3）忧郁伤神证　症状：精神恍惚，心神不宁，多疑善虑；悲忧善哭，喜怒无常，时时欠伸，或手舞足蹈，骂詈喊叫，或伴有面部及肢体的痉挛、抽搐等多种症状；舌质淡，苔薄白，脉弦细。

（4）心脾两虚证　症状：多思善虑，头晕神疲，心悸胆怯，失眠，健忘，纳差，面色不华；舌质淡，苔薄白，脉细缓。

（5）痰气郁结证　症状：精神抑郁，胸部满闷，胁肋胀满，咽中如有异物梗塞，吞之不下，咯之不出；苔白腻，脉弦滑。

（二）治疗

1. 治则治法

基本原则：理气开郁、攻补兼施、怡情易性。

分虚实论治：对于郁症的实证，首先要理气开郁，并根据是否有血瘀、化火、痰结、湿滞、食积等分别采用活血、降火、化痰、祛湿、消食等疗法。对于郁证虚证，需根据所损及的脏腑及气血阴阳亏虚的不同而补之，可采用养心安神、补肾益脑、调理脾胃、滋养肝肾等法。虚实兼杂者，则需视虚实的偏重而虚实兼顾，肝郁脾虚者健脾疏肝，肾虚肝郁者益肾疏肝、补益肾元。

2. 中医内治法

（1）肝气郁结

治法：疏肝解郁，理气畅中。

推荐方药：柴胡疏肝散。方药组成：柴胡、香附、枳壳、陈皮、川芎、白芍、炙甘草。随证加减：胁肋胀满疼痛较重者，可加郁金、香橼、佛手；肝气横逆犯胃，胃失和降，见嗳气频作、胸脘不舒者，可加旋覆花、代赭石、法半夏、苏梗；兼有血瘀，见胸胁刺痛，舌质有瘀点、瘀斑者，加当归、丹参、桃仁、红花、郁金。

（2）气郁化火

治法：疏肝解郁，清肝泻火。

推荐方药：丹栀逍遥散。方药组成：当归、白芍、柴胡、白术、茯苓、炙甘草、牡丹皮、栀子。随证加减：

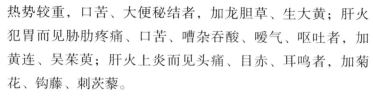

热势较重，口苦、大便秘结者，加龙胆草、生大黄；肝火犯胃而见胁肋疼痛、口苦、嘈杂吞酸、嗳气、呕吐者，加黄连、吴茱萸；肝火上炎而见头痛、目赤、耳鸣者，加菊花、钩藤、刺蒺藜。

（3）忧郁伤神

治法：甘润缓急，养心安神。

推荐方药：甘麦大枣汤加减。方药组成：炙甘草、小麦、大枣、磁石、生龙牡、天冬。随证加减：心悸失眠，舌红少苔等心阴虚症状明显者，加百合、柏子仁、炒枣仁、茯神、制何首乌；血虚生风而见手足蠕动或抽搐者，加当归、生地黄、珍珠母、钩藤；大便干结属血少津亏者，加黑芝麻、生何首乌。

（4）心脾两虚

治法：养心健脾，补益气血。

推荐方药：归脾汤加减。方药组成：党参、白术、茯苓、炙黄芪、龙眼肉、酸枣仁、木香、当归、远志、大枣、炙甘草。随证加减：心胸郁闷，精神不舒者，加郁金、佛手；以气血两虚为主要表现者，见少气懒言、自汗、盗汗、心悸、失眠、面色萎黄，加五味子、浮小麦、熟地黄、白芍；若纳呆食少，食后腹胀，少气懒言者，上方重用党参，加砂仁；久病气损及阳者，兼见手足不温、形寒怕冷，上方中加肉桂。

（5）痰气郁结

治法：行气开郁，化痰散结。

推荐方药：半夏厚朴汤。方药组成：半夏、厚朴、生姜、紫苏叶、茯苓。随证加减：痰郁化热而见烦躁、口苦、呕恶、舌红苔黄腻者，可去生姜，加竹茹、瓜蒌仁、黄连；湿郁气滞而兼胸脘痞闷、嗳气、苔腻者，可加香附、佛手、苍术；兼有瘀血，而见胸胁刺痛、舌质紫暗或有瘀点瘀斑、脉涩者，可加丹参、郁金、降香、片姜黄。

3. 中医外治法

（1）针刺疗法

主穴：百会、印堂、太冲（双）、神门（双）、内关（双）、膻中。配穴：结合证候和经络辨证选取。

操作方法：毫针刺，按虚实补泻操作。

疗程：6 d 为 1 个疗程，可连续治疗 12 个疗程，每 2 个疗程之间间隔 1 d。

（2）耳针

选穴：肝、心、胆、脾、肾、枕、缘中、内分泌、神门，每次选 3 ～ 5 穴。

操作方法：毫针常规刺或埋针法、压丸法。

疗程：每日 1 次，连续治疗 6 d 后休息 1 d 为 1 个疗程，可连续治疗 12 个疗程。

（3）穴位注射

选穴：太冲、内关、丰隆、足三里、神门、三阴交、膻中、心俞、肾俞、膈俞，每次选用 4 ～ 5 穴。

选用药品：刺五加注射液 2 ～ 4 mL。

操作方法：穴位常规消毒后，快速刺入皮下，然后缓慢进针，掌握进针的深度及方向，得气后，回抽无血，随即快速推注射液，每个穴位 0.2 ～ 0.5 mL，使患者有强烈的酸胀感并向周围扩散或循经传导。

疗程：每周 2 次，12 次为 1 个疗程。

（三）常用中成药及用量

1. 乌灵胶囊

功效：补肾健脑，养心安神。

主治：神经衰弱的心肾不交证。

适应证：卒中后轻度抑郁者。

使用方法：口服。每次 3 粒（每粒 0.33 g），每日 3 次。

2. 舒肝解郁胶囊

功效：疏肝解郁，健脾安神。

主治：用于轻、中度单相抑郁症属肝郁脾虚证者。

适应证：卒中后轻中度抑郁者。

使用方法：口服。每次 2 粒（每粒 0.36 g），每日 2 次，早晚各 1 次。疗程为 6 周。

3. 安脑丸

功效：清热解毒，醒脑安神，豁痰开窍，镇惊熄风。

主治：用于高热神昏，烦躁谵语，抽搐惊厥，中风窍闭，头痛眩晕。

适应证：卒中后伴焦虑抑郁者。

使用方法：口服。每次 1 ～ 2 丸（每丸 3 g），每日 2 次，或遵医嘱，小儿酌减。

4. 甜梦口服液

功效：益气补肾，健脾和胃，养心安神。

主治：用于治疗头晕耳鸣，视减听衰，失眠健忘，食欲不振、腰膝酸软、心慌气短，中风后遗症。

适应证：卒中后抑郁伴睡眠障碍者。

方法：口服，每次 10 ～ 20 mL，每日 2 次。

三、认知障碍与痴呆

（一）中医诊断

1. 病名诊断

具有 2 个以上主症，其中必须具有善忘，突然发病，波动样病程，结合年龄、病史、兼症等特点可确诊。主症：善忘，找词困难，语言不连贯、错语，不识人物，动作笨拙，反应迟钝；兼症：起居怠惰，表情呆滞，生活自理能力降低，举止异常，噩梦或梦幻游离或梦寐喊叫，小便混浊，夜尿频多，或二便失禁，半身不遂，口眼歪斜，偏身麻木，言语不利等。发病年龄多在 50 岁以上，有卒中病史，突然发病，波动样病程。

2. 证候诊断

（1）髓海不足证　症状：忘失前后，兴趣缺失；行走缓慢，动作笨拙，甚则振掉，腰胫酸软，齿枯发焦；舌瘦色淡，脉沉细。

（2）脾肾亏虚证　症状：迷惑善忘，兴趣缺失，反应迟钝，易惊善恐；食少纳呆，或呃逆不食，口涎外溢，四肢不温；小便混浊，夜尿频多，或二便失禁；舌淡体胖大有齿痕，舌苔白或腻，脉沉细弱，两尺尤甚。

（3）气血不足证　症状：善忘茫然，找词困难，不识人物，言语颠倒；倦怠少动，面唇无华，爪甲苍白；舌淡苔白，脉细弱。

（4）痰浊蒙窍证　症状：多忘不慧，表情呆滞，迷路误事，不言不语；忽歌忽笑，洁秽不分，亲疏不辨；口吐痰涎，纳呆呕恶，体肥懒动；舌苔黏腻浊，脉弦而滑。

（5）瘀阻脑络证　症状：喜忘，神呆不慧或不语；头痛难愈，面色晦暗；常伴半身不遂，口眼歪斜，偏身麻木，言语不利；舌紫瘀斑，脉细弦或沉迟。

（6）心肝火旺证　症状：急躁易怒，烦躁不安；妄闻妄见，妄思妄行，或举止异常，噩梦或梦幻游离或梦寐喊叫；头晕目眩、头痛、耳鸣如潮；口臭、口疮、尿赤、便干；舌红或绛，苔黄或黄腻，脉弦滑或弦数。

（7）热毒内盛证　症状：无欲无语，迷蒙昏睡，不识人物；神呆遗尿，或二便失禁，身体蜷缩不动；躁扰不宁，甚则狂越，或谵语妄言；舌红绛少苔，苔黏腻浊，或腐秽厚积，脉数。

（二）治疗

1.治则治法

（1）辨证论治　辨证论治是本病治疗的基本原则。髓海不足，常用七福饮滋补肝肾，生精养髓；脾肾两虚，常用还少丹温补脾肾；气血不足，常用归脾汤益气健脾；痰浊蒙窍，常用洗心汤化痰开窍；瘀阻脑络，常用通窍活血汤活血化瘀；心肝火旺，常用天麻钩藤饮清心平肝；热毒内盛，常用黄连解毒汤清热解毒。

（2）分期论治　分期论治指引了本病不同阶段的治疗重点。平台期以肾虚为主，补肾为法；波动期以痰浊为主，重在治痰；下滑期以热毒为主，解毒为急。各期常相互交叉或重叠，治法方药应随机调整，如波动期常因脾虚而痰盛，化痰时须兼补脾；下滑期常因虚极而毒盛，重剂清热解毒时，勿忘大补元气。

2. 中医内治法

（1）髓海不足

治法：滋补肝肾，生精养髓。

代表方：七福饮。本方由熟地黄、当归、酸枣仁、人参、白术、远志、炙甘草组成，常加山茱萸、肉苁蓉、知母、鹿角胶、龟甲胶、阿胶等，以增加七福饮滋补肝肾、生精养髓之力。若心烦，溲赤，舌红少苔，脉细而弦数，可合用六味地黄丸或左归丸；若头晕，耳鸣，目眩或视物不清，加天麻、钩藤、珍珠母、煅牡蛎、菊花、生地黄、枸杞。

（2）脾肾亏虚

治法：温补脾肾，养元安神。

代表方：还少丹。本方由熟地黄、山茱萸、枸杞、怀牛膝、杜仲、楮实子、肉苁蓉、巴戟天、茴香、茯苓、山药、续断、菟丝子、石菖蒲、远志、五味子组成。若呃逆不食，口涎外溢，加炒白术、生黄芪、清半夏、炒麦芽；若夜尿频多，加菟丝子、蛇床子；若二便失禁，加益智仁、桑螵蛸。

（3）气血不足

治法：益气健脾，养血安神。

代表方：归脾汤。本方由人参、炙黄芪、炒白术、茯神、炙甘草、龙眼肉、酸枣仁、当归、大枣、远志、木香、生姜组成。若脾虚日重，加茯苓、山药；若入睡困难或夜间行为异常，加柏子仁、首乌藤、珍珠粉、煅牡蛎、莲子心。

（4）痰浊蒙窍

治法：化痰开窍，醒神益智。

代表方：洗心汤。本方由半夏、陈皮、茯神、甘草、人参、附子、石菖蒲、酸枣仁、神曲组成，常加郁金、制远志以增加化痰益智之力；若舌红苔黄腻，可加清心滚痰丸；若言语颠倒，歌笑不休，甚至反喜污秽，或喜食炭，可改用转呆丹。

（5）瘀阻脑络

治法：活血化瘀，通窍醒神。

代表方：通窍活血汤。本方由桃仁、红花、赤芍、川芎、麝香、葱白、生姜、大枣、黄酒组成。通血络非虫蚁所不能，常加全蝎、蜈蚣之类以助通络化瘀之力；化络瘀非天麻三七所不能，可加天麻、三七以助化瘀通络之力；病久气血不足，加当归、生地、党参、黄芪；久病血瘀化热，加钩藤、菊花、夏枯草、竹茹。

（6）心肝火旺

治法：清心平肝，安神定志。

代表方：天麻钩藤饮。本方由天麻、钩藤、石决明、栀子、黄芩、杜仲、桑寄生、川牛膝、益母草、首乌藤、朱茯神组成。若失眠多梦，减杜仲、桑寄生，加莲子心、丹参、酸枣仁、合欢皮；若妄闻妄见、妄思妄行，减杜仲、桑寄生，加生地黄、山茱萸、牡丹皮、珍珠粉；若苔黄黏腻，加天竺黄、郁金、胆南星；若便秘，加酒大黄、枳实、厚朴；若烦躁不安，加黄连解毒汤或口服安宫牛黄丸。

（7）热毒内盛

治法：清热解毒，通络达邪。

代表方：黄连解毒汤。本方由黄连、黄芩、黄柏、栀子组成。若痰迷热闭，神愦如寐，加石菖蒲、郁金、天竺黄，或合用至宝丹；若脾肾虚极，知动失司，合用还少丹；若火毒内盛，形神失控，合用安宫牛黄丸；若阴虚内热，虚极生风，合紫雪丹或生地黄、天麻、地龙、全蝎、蜈蚣等。

3. 中医外治法

（1）针刺疗法

方法：四神聪用 0.25 mm×25 mm 毫针以百会为中心

向内平刺 15 ～ 20 mm，神庭向上平刺 10 ～ 15 mm，印堂向下平刺 10 ～ 15 mm，连接电针仪，疏波，频率 2 Hz，刺激量以患者耐受为度，通电 30 min；百会、合谷向后平刺 10 ～ 15 mm，太冲常规针刺，采用提插捻转平补平泻手法，以局部酸胀为度，留针 30 min。

疗程：每日 1 次，每周 5 次，治疗 8 周。

（2）耳穴放血

方法：取交感、神门、皮质下、内分泌、脑干、心、肾，将耳穴常规消毒后，三棱针点刺耳穴，微出血即可。以消毒干棉球蘸取碘伏擦拭即可。

疗程：首次为双侧穴位，以后为双侧穴位交替使用，每日 1 次，每 6 次休息 1 d，连续治疗 4 周。

（3）化瘀通络灸法

方法：主穴取百会、神庭、大椎，百会以实按灸为法，神庭、大椎以悬起灸为法。

疗程：5 周为 1 个疗程，每日 1 次，艾灸 6 d 休息 1 d，共治疗 2 个疗程。

（三）常用中成药及用量

1. 养血清脑颗粒

功效：养血平肝、活血通络。

适应证：能有效改善非痴呆血管性认知障碍肝阳上亢患者认知功能障碍，延缓血管性认知障碍的发展，预防痴呆形成。

使用方法：每次 1 袋，每日 3 次。

2. 天智颗粒

功效：平肝熄风潜阳、清热活血安神、补益肝肾增智。

适应证：能有效改善轻中度肝阳上亢证痴呆患者中认知、行为和心理症状。

使用方法：每次 1 袋，每日 3 次。

3. 复方苁蓉益智胶囊

功效：补肝益肾、清肝通络。

适应证：对轻中度痴呆肾虚痰瘀证患者认知损害可能有益。

使用方法：每次 4 粒，每日 3 次。

4. 银杏叶片

功效：活血化瘀通络。

适应证：对轻中度痴呆患者认知损害可能有益。

使用方法：每次 2 片，每日 3 次。

5. 复方丹参片

功效：活血化瘀，理气止痛。

适应证：复方丹参片治疗 24 周对轻中度痴呆瘀阻脑络证患者可能有益。

使用方法：每次 3 片，每日 3 次。

6. 脑心通

功效：益气活血、化瘀通络。

适应证：中风所致半身不遂，肢体麻木，口眼歪斜，舌强语謇及胸痹所致胸闷，心悸气短等。脑心通联合西药或常规治疗对比单纯西药或常规治疗对痴呆患者的认知功能有显著疗效。

使用方法：每次 4 粒，每日 3 次。

（四）中医药应用的临床建议

中风神呆发病之始，多见血瘀之象，随着病情进展，或痰浊，或阳亢，或肾虚，常交替重叠，因此早期治疗常用化瘀之法，中期或化痰或潜阳或补肾，兼而有之。川芎、石菖蒲、地龙和当归是检索研究中最常用的草药，应被视为核心草药处方，可在基本证候治疗方案基础上加用。

四、呃逆

（一）中医诊断

1. 病名诊断

呃逆以气逆上冲，喉间呃呃连声，声短而频，不能自止为主症。其呃声或高或低，或疏或密，间歇不定。常伴有胸膈痞闷、胃脘不适，或情绪不定。多有饮食不当、情志不遂、感受冷凉等诱发因素，或有正虚体衰病史。

2. 证候诊断

（1）胃中寒冷证　症状：呃声沉而有力，胃脘部及膈间不舒，得热则减，遇寒则甚，进食减少，喜食热饮，口淡不渴；舌淡苔薄而润，脉迟缓。

（2）胃火上逆证　症状：呃声洪亮有力，冲逆而出，口臭烦渴，多喜冷饮，脘腹满闷，大便秘结，小便短黄；舌红苔黄或燥，脉滑数。

（3）气机郁滞证　症状：呃逆连声，常因情志不畅而诱发或加重，胸胁满闷，脘腹胀满，或有嗳气纳呆，肠鸣矢气；苔薄，脉弦。

（4）脾胃阳虚证　症状：呃声低长无力，气不得续，泛吐清水，脘腹不舒，喜暖喜按，手足不温，食少乏力，大便溏薄；舌质淡，苔薄白，脉沉细。

（5）胃阴不足证　症状：呃声短促而不连续，口舌干燥，不思饮食，或有烦渴，或食后饱胀，大便干结；舌红苔少，脉细数。

（二）治疗

1. 治则治法

辨证论治。胃中寒冷，常用丁香散温中散寒，降逆止呃；胃火上逆，常用竹叶石膏汤清火降逆，和胃止呃；气机郁滞，常用五磨饮子理气解郁，降逆止呃；脾胃阳虚选用理中丸温补脾胃，和中止呃；胃阴不足选用益胃汤养胃生津，降逆止呃。

2. 中医内治法

（1）胃中寒冷

治法：温中散寒，降逆止呃。

代表方：丁香散。本方由丁香、柿蒂、高良姜、炙甘草组成。若寒气较重，加吴茱萸、肉桂；若寒凝气滞，脘腹痞满，加枳壳、厚朴、香附、陈皮；若寒凝食滞，脘闷嗳腐，加莱菔子、制半夏、槟榔；若有表寒之邪，可加紫苏、荆芥、防风、生姜。

（2）胃火上逆

治法：清火降逆，和胃止呃。

代表方：竹叶石膏汤。本方由竹叶、石膏、人参、麦冬、半夏、甘草、粳米组成。若呃逆甚，加柿蒂；腑气不通，脘腹痞满者，可加生大黄、厚朴；胸膈烦热，大便秘结者，可用凉膈散。

（3）气机郁滞

治法：理气解郁，降逆止呃。

代表方：五磨饮子。本方由木香、沉香、槟榔、枳实、乌药组成。原方中可加用丁香、代赭石。若肝郁明显，加川楝子、郁金；若心烦口苦，气郁化火，加栀子、丹皮；若气逆痰阻，昏眩恶心，可用旋覆代赭汤加陈皮、茯苓；若痰蕴化热，加黄连、竹茹、瓜蒌；若气滞日久成瘀，瘀血内结，胸胁刺痛，久呃不止，可以血府逐瘀汤加减；若脘腹刺痛，宜用膈下逐瘀汤。

（4）脾胃阳虚

治法：温补脾胃，和中止呃。

代表方：理中丸。本方由人参、白术、干姜、炙甘草组成。可加用吴茱萸、丁香、柿蒂等。食滞，嗳腐吞酸者，加神曲、麦芽、莱菔子；脘腹胀满，脾虚气滞者，加半夏、陈皮；呃声难续，气短乏力，中气大亏者，加黄

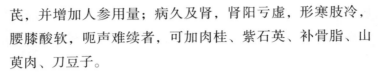

芪，并增加人参用量；病久及肾，肾阳亏虚，形寒肢冷，腰膝酸软，呃声难续者，可加肉桂、紫石英、补骨脂、山萸肉、刀豆子。

（5）胃阴不足

治法：养胃生津，降逆止呃。

代表方：益胃汤。本方由生地、麦冬、沙参、玉竹、冰糖组成。可加用橘皮、竹茹、枇杷叶、柿蒂等。阴虚火旺，胃火上炎者，可加知母、石斛；神疲乏力，气阴两虚者，可加党参或西洋参、生山药；大便干结者，加当归、蜂蜜。

3. 中医外治法

（1）针刺疗法

方法：取双侧天突、内关、翳风、膻中穴，根据患者症状给予针灸补益疗法。留针在 30 min 以内，刺入 1 寸（1 寸 =3.33 cm），采用提插捻转的方法行针。

疗程：每日进行针灸治疗 1 次，10 d 为 1 个疗程。嘱患者对感觉作出反馈，维持适当的刺激，共治疗 4 个疗程。

（2）耳穴贴压疗法

方法：主穴取胃穴、耳中穴、神门穴；配穴取交感穴。用棉棒刺激穴位，患者诉有痛感或出现皱眉后，将粘有王不留行籽的小块胶布贴到穴位上，2 h 后更换另一侧相应耳穴贴压。埋豆期间用手按压穴位。

疗程：每次 1～2 min，每日 2～3 次，7 d 为 1 个疗程。

（3）穴位注射疗法。

方法1：术者消毒双手，患者取卧位，以中脘穴为穴位注射点，常规消毒穴位，5 mL 注射器抽取氯丙嗪 12.5 mg（0.5 mL），垂直进针，得气后回抽无血则注射 0.5 mL。用无菌棉球按压针孔 1 ～ 2 min。疗程：每日 1 次，7 d 为 1 个疗程。

方法2：患者仰掌，取一侧前臂内关穴为注射点，常规消毒穴位，用 1 mL 注射器抽吸 25 mg 氯丙嗪，直刺 0.5 ～ 1 寸，针刺感应有向指端放射的触电感，注入 12.5 mg，换针头，以同样方法注射另一侧。

（4）穴位敷贴疗法

方法：于膈俞行中药贴敷。将加味丁香柿蒂散（丁香 3 g，柿蒂 3 g，人参 2 g，清半夏 2 g，生姜 3 g，陈皮 3 g）研磨成粉，用适量食醋调成糊状，取 1 元硬币大小调好的药糊涂抹于穴位敷贴，防渗圈内，敷于膈俞穴。

疗程：持续贴敷 6 h，7 d 为 1 个疗程。

（5）掀针疗法

方法：以宽胸利膈、和胃降逆为治法，取任脉、手厥阴、足阳明经穴为主，选膈天俞、中脘、内关、足三里、膻中。患者取坐位或侧卧位，穴位常规消毒，用掀针（0.25 mm×1.2 mm），左手固定皮肤，右手将掀针针尾部垂直刺入穴位，按压贴片固定良好，每次留针 1 次，7 d 为 1 个疗程。

（三）常用中成药及用量

1. 木香顺气丸

功效：行气化湿，健脾和胃。

适应证：湿浊中阻、脾胃不和所致的胸膈痞闷、脘腹胀痛、呕吐恶心、嗳气纳呆。

使用方法：口服，每次 6～9 g，每日 2～3 次。

3. 胃苏颗粒

功效：理气消胀，和胃止痛。

适应证：气滞型胃脘痛，症见胃脘胀痛，窜及两胁，得嗳气或矢气则舒，情绪郁怒则加重，胸闷食少，排便不畅及慢性胃炎见上述证候者。

使用方法：每次 1 袋，每日 3 次。

4. 理中丸

功效：温中散寒，健胃。

适应证：脾胃虚寒，呕吐泄泻，胸满腹痛，消化不良。

使用方法：每次 1 丸，每日 2 次。

（四）中医药应用的临床建议

临证以虚、实为纲，统括诸证。其治疗应遵照实证宜祛邪、虚证宜扶正、寒者温之、热者清之、气逆宜调气、痰郁宜除痰、阳虚温阳、阴虚滋阴等原则，并要适当运用降气平呃的药物，如生姜、丁香、柿蒂、橘皮、竹茹、枇杷叶、旋覆花、代赭石等，视其属寒、属热而适当选用。

五、便秘

（一）中医诊断

1. 病名诊断

排便次数每周少于 3 次，或周期不长，但粪质干结，排出艰难，或粪质不硬，虽频有便意，但排便不畅。

2. 证候诊断

（1）实秘

①热秘　症状：大便干结，腹胀或痛，口干口臭，面红心烦，或有身热，小便短赤；舌质红，苔黄燥，脉滑数。

②气秘　症状：大便干结，或不甚干结，欲便不得出，或便后不爽，肠鸣矢气，嗳气频作，胁腹痞满胀痛；舌苔薄腻，脉弦。

③冷秘　症状：大便艰涩，腹痛拘急，胀满拒按，胁下偏痛，手足不温，呃逆呕吐；苔白腻，脉弦紧。

（2）虚秘

①气虚秘　症状：大便干或不干，虽有便意，但排出困难，用力努挣则汗出短气，便后乏力，面白神疲，肢倦懒言；舌淡苔白，脉弱。

②血虚秘　症状：大便干结，面色无华，皮肤干燥，头晕目眩，心悸气短，健忘少寐，口唇色淡；舌淡苔少，脉细。

③阴虚秘　症状：大便干结，形体消瘦，头晕耳鸣，两颧红赤，心烦少寐，潮热盗汗，腰膝酸软；舌红少苔，脉细数。

④阳虚秘　症状：大便干或不干，排出困难，小便清长，面色白，四肢不温，腹中冷痛，腰膝酸冷；舌淡苔白，脉沉迟。

（二）治疗

1. 治则治法

辨证论治。六腑以通为用，润肠通便是治疗便秘的基本法则，在此基础之上，结合其气血阴阳之表现进行辨证论治。

（1）实秘　热秘选用麻子仁丸泻热导滞，润肠通便；气秘选用六磨汤顺气导滞，降逆通便；冷秘选用温脾汤合用半硫丸温里散寒，通便止痛。

（2）虚秘　气虚秘常用黄芪汤补脾益肺，润肠通便；血虚秘常用润肠丸养血滋阴，润燥通便；阴虚秘选用增液汤滋阴增液，润肠通便；阳虚秘多用济川煎补肾温阳，润肠通便。

2. 中医内治法

（1）实秘

①热秘

治法：泻热导滞，润肠通便。

代表方：麻子仁丸。本方由麻子仁、芍药、枳实、大黄、厚朴、杏仁组成。若津液已伤，可加生地、玄参、麦冬；若肺热气逆，咳喘便秘，可加瓜蒌仁、苏子、黄芩；若兼郁怒伤肝，易怒目赤，加服更衣丸；若燥热不甚，或药后大便不爽，可用青麟丸；若兼痔疮、便血，可加槐花、地榆；若热势较盛，痞满燥实坚，可用大承气汤。

②气秘

治法：顺气导滞，降逆通便。

代表方：六磨汤。本方由沉香、木香、槟榔、乌药、枳实、大黄组成。若腹部胀痛甚，可加厚朴、柴胡、莱菔子；若便秘腹痛，舌红苔黄，气郁化火，可加黄芩、栀子、龙胆草；若气逆呕吐，可加半夏、陈皮、代赭石；若七情郁结，忧郁寡言，加白芍、柴胡、合欢皮；若跌仆损伤，腹部术后，便秘不通，属气滞血瘀者，可加红花、赤芍、桃仁等药。

③冷秘

治法：温里散寒，通便止痛。

代表方：温脾汤合用半硫丸。温脾汤由附子、人参、大黄、甘草、干姜组成；半硫丸由半夏、硫黄组成。若便秘腹痛，可加枳实、厚朴、木香；若腹部冷痛，手足不温，加高良姜、小茴香。

（2）虚秘

①气虚秘

治法：补脾益肺，润肠通便。

代表方：黄芪汤。本方由黄芪、陈皮、火麻仁、白蜜组成。若乏力出汗，可加白术、党参；若排便困难，腹部坠胀，可合用补中益气汤；若气息低微，懒言少动，可加用生脉散；若肢倦腰酸，可用大补元煎；若脘腹痞满，舌苔白腻，可加白扁豆、生薏苡仁；若脘胀纳少，可加炒麦芽、砂仁。

②血虚秘

治法：养血滋阴，润燥通便。

代表方：润肠丸。本方由当归、生地、麻仁、桃仁、枳壳组成。若面白，眩晕甚，加玄参、何首乌、枸杞子；若手足心热，午后潮热，可加知母、胡黄连等；若阴血已复，便仍干燥，可用五仁丸。

③阴虚秘

治法：滋阴增液，润肠通便。

代表方：增液汤。本方由玄参、生地、麦冬组成。口干面红，心烦盗汗者，可加芍药、玉竹；便秘干结如羊矢状者，加火麻仁、柏子仁、瓜蒌仁；胃阴不足，口干口渴者，可用益胃汤；肾阴不足，腰膝酸软者，可用六味地黄丸；阴亏燥结，热盛伤津者，可用增液承气汤。

④阳虚秘

治法：补肾温阳，润肠通便。

代表方：济川煎。本方由肉苁蓉、当归、牛膝、枳壳、泽泻、升麻组成。若寒凝气滞、腹痛较甚，加肉桂、木香；若胃气不和，恶心呕吐，可加半夏、砂仁。

3. 中医外治法

（1）针刺疗法

方法：采取俞募配穴法，背俞穴选用小肠俞（双）、胃俞（双）、大肠俞（双）；募穴选关元、中脘、天枢（双）。

疗程：每日 1 次，7 d 为 1 个疗程（连续针刺 5 d，休息 2 d），连续治疗 4 个疗程。

（2）电针疗法

方法：取双侧天枢穴垂直进针至 50 mm 后，不提插不捻转，双侧天枢穴接 G6805- Ⅱ 型电针仪，采用疏密波，留针 30 min。

疗程：每日针刺 1 次，每周治疗 6 次，休息 1 d。连续治疗 2 周为 1 个疗程，共针刺 12 次。

（3）耳穴压贴法

方法：根据《国家标准＜耳穴名称与部位＞应用指南》取一侧耳郭的直肠、大肠、肺、三焦、交感、便秘点等穴位，以 75% 酒精棉球消毒后左手固定耳廓，右手持血管钳将粘有王不留行籽的小胶布，贴压在所选耳穴上，用拇、示指按压至患者有热、胀、痛感为度，每日按压 3 次，每次按压 3 min。隔天贴压另一侧。

疗程：4 d 为 1 个疗程，休息 2 d 后进行第 2 个疗程。

（4）穴位贴敷

方法：取生枳实、厚朴、大黄、芒硝，以 4 : 2 : 2 : 1 比例配制后研磨成粉，用水调和，做成直径 1.5 cm 的丸状物备用。取神阙、天枢、中脘等穴位，每晚睡前清洁局部皮肤，将丸状中药 1 粒敷于穴位上，然后用透气敷贴外敷固定，次晨取下。

疗程：10 d 为 1 个疗程。

（5）穴位埋线法

方法：取天枢、大横、下脘、中脘、气海、关元、大巨等穴位。患者取仰卧位，局部皮肤常规消毒，将平头针插入 7 号注射针后端，用一次性塑料镊子将长 1 cm 的 3 ～ 0 号可吸收性外科缝线置于注射针的前端。医者右手将注射针快速直刺入穴位，缓慢送到所需深度（2 ～ 3 cm），当患者得气后一边用平头针将缝线推入组织内，一边退注射针头，确定无缝线外露，用创可贴覆盖针眼处。

疗程：2 周治疗 1 次，共穴位埋线 4 次（8 周）。

（三）常用中成药及用量

1. 厚朴排气合剂

功效：行气消胀，宽中除满。适应证：腹部胀满，胀痛不适，腹部膨隆，无排气、排便，舌质淡红，舌苔薄白或薄腻。可改善卒中偏瘫后患者腹胀及便秘症状，促进胃排空及肠蠕动。

使用方法：口服或鼻饲，每次 50 mL，每日 2 次。

2. 四磨汤口服液

功效：顺气降逆，消积止痛。适应证：中老年气滞、食积证，症见脘腹胀满、腹痛、便秘。

使用方法：每次 20 mL，每日 3 次。

（四）中医药应用的临床建议

中风后便秘的治疗应以恢复肠腑通降为核心大法，积热者泻之使通，气滞者行之使通，寒凝者热之使通，气虚者补之使通，血虚者润之使通，阴虚者滋之使通，阳虚者润之使通。针灸治疗中风后便秘在总有效率及治愈率上相比其他治疗方法有明显优势。在首次排便时间、排便间隔时间、排便不畅等方面均有较好的疗效。

六、睡眠障碍

（一）中医诊断

1. 病名诊断

以卒中后首次出现或卒中前已有，卒中后持续存在或加重的经常不能获得正常睡眠为特征的一类病证，主要表现为睡眠时间、深度的不足，轻者入睡困难，或寐而不酣，时寐时醒，或醒后不能再寐，重则彻夜不寐，影响患者的工作、生活、学习和健康。

诊断依据：①不寐，轻者入睡困难，或寐而不酣，时寐时醒，或醒后不能再寐，重则彻夜不寐；②可伴有头昏头痛、心悸健忘、心烦、神疲等；③有卒中病史。

2. 证候诊断

（1）肝火扰心证　症状：半身不遂，偏身麻木，舌强语蹇或不语，不寐多梦，甚则彻夜不眠，急躁易怒，伴胸膈胁肋部胀满、憋闷，头晕头胀，目赤耳鸣，口干而苦，不思饮食，便秘溲赤；舌红苔黄，脉弦而数。

（2）痰热扰心证　症状：半身不遂，偏身麻木，或口舌歪斜，心烦不寐，胸闷脘痞，泛恶嗳气，伴口苦，头重，目眩；舌偏红，苔黄腻，脉滑数。

（3）心脾两虚证　症状：半身不遂或肢体偏枯不用，口歪眼斜，不易入睡，多梦易醒，心悸健忘，神疲食少，伴头晕目眩，四肢倦怠，腹胀便溏，面色少华；舌淡苔薄，脉细无力。

（4）心肾不交证　症状：一侧肢体麻木，口歪眼斜，舌强语塞，心烦不寐，入睡困难，心悸多梦，伴头晕耳鸣，腰膝酸软，潮热盗汗，五心烦热，咽干少津；舌红少苔，脉细数。

（5）心胆气虚证　症状：半身不遂或肢体偏枯不用，偏身麻木，虚烦不寐，触事易惊，终日惕惕，胆怯心悸，伴气短自汗，倦怠乏力；舌淡，脉弦细。

（二）治疗

1. 治则治法

先辨虚实。虚证为阴血不足，心失所养。如虽能入睡，但睡间易醒，醒后不易再睡，兼见体质瘦弱，面色无华，神疲懒言，心悸健忘，多属心脾两虚证；如心烦失眠，不易入睡，兼见心悸，五心烦热，潮热，多属阴虚火旺证；如入睡后容易惊醒，平时善惊，多为心虚胆怯证或血虚肝旺证。实证为邪热扰心，心神不安。如心烦易怒，不寐多梦，兼见胸膈胁肋部胀满、憋闷，口苦咽干，便秘溲赤，为肝火扰心证；如不寐头重，痰多胸闷，为痰热扰心证。

治疗当以补虚泻实，调整脏腑阴阳为原则，实则泻其有余，如疏肝泻火，清化痰热，消导和中，虚则补其不足，如益气养血，健脾补肝益肾。在此基础上安神定志，如养血安神，镇静安神，清心安神。

2. 中医内治法

（1）肝火扰心证

治法：疏肝泻火，镇心安神。

推荐方药：柴胡加龙骨牡蛎汤加减。药物组成：柴胡、桂枝、茯苓、龙骨、牡蛎、铅丹、大黄等。随证加减：胸闷胁胀，善太息者，加香附、郁金、佛手以疏肝解郁；肝胆之火上炎的重症，彻夜不寐，头晕目眩，头痛欲裂，大便秘结者，可改服当归龙荟丸。

（2）痰热扰心证

治法：清化痰热，和中安神。

推荐方药：黄连温胆汤加减。药物组成：黄连、竹茹、枳实、半夏、陈皮、甘草、生姜、茯苓。随证加减：若兼胸闷嗳气，脘腹胀满，大便不爽，苔腻脉滑，加用半夏秫米汤和胃健脾，交通阴阳；若饮食停滞，胃中不和，嗳腐吞酸，脘腹胀痛，再加神曲、焦山楂、莱菔子，或用保和丸消导和中；若痰热盛，痰火上扰心神，彻夜不寐，大便秘结，可用礞石滚痰丸以泻火逐痰。

（3）心脾两虚证

治法：补益心脾，养心安神。

推荐方药：归脾汤加减。药物组成：白术、人参、黄芪、当归、甘草、茯苓、远志、酸枣仁、木香、龙眼肉、生姜、大枣。随证加减：若不寐较重，加五味子、夜交藤、柏子仁养心安神，或加生龙骨、生牡蛎、琥珀末以镇静安神；若心血不足较甚，加熟地、芍药、阿胶以养心血；若兼见脘闷纳呆，苔腻，重用白术，加苍术、半夏、陈皮、茯苓以健脾燥湿，理气化痰。

（4）心肾不交证

治法：滋阴降火，交通心肾。

推荐方药：黄连阿胶汤加减。药物组成：黄连、黄芩、芍药、鸡子黄、阿胶等。随证加减：心阴不足为主者，可选用天王补心丹以滋阴养血，补心安神；阴血不足，心火亢盛者，可选用朱砂安神丸；心烦不寐，彻夜不眠者，加朱砂、磁石、生龙骨、龙齿重镇安神。

（5）心胆气虚证

治法：益气镇惊，安神定志。

推荐方药：安神定志丸合酸枣仁汤加减。药物组成：茯苓、茯神、远志、人参、石菖蒲、龙齿、酸枣仁、知母、川芎、甘草。随证加减：心肝血虚，惊悸汗出者，重用人参，加白芍、当归、黄芪以益气养血；木不疏土，胸闷，善太息，纳呆腹胀者，加柴胡、香附、陈皮、山药、白术以疏肝健脾；心悸甚，惊惕不安者，加生龙骨、生牡蛎、朱砂以重镇安神。

3. 中医外治法

（1）体针疗法

主穴：印堂、四神聪、安眠、神门、照海、申脉。配穴：肝火扰心加行间、侠溪；痰火内扰加丰隆、内庭；心脾两虚加心俞、脾俞；心肾不交加心俞、肾俞；心胆气虚加心俞、胆俞；脾胃不和加公孙、足三里。

方法：平补平泻法，照海用补法，申脉用泻法。

疗程：针刺每日1次，1～2周为1个疗程。

（2）耳针疗法

主穴：皮质下、心点、肾点、肝点、神门、垂前、耳背心。

方法：在穴位处寻找敏感压痛点，用胶布埋压王不留行籽或绿豆。

疗程：嘱患者每日自行按压4～6次，每次10～15下，隔日换贴1次，双耳交替选用，10次为1个疗程。

（3）电针疗法

主穴：百会、印堂、足三里、阳陵泉、内关、三阴交、四神聪。

方法：选用28号1.5寸毫针，刺入深度不超过1寸，进针得气后，行快速小角度捻转1 min，接上电针仪，选择连续波频率为50～60 Hz，电流强度以患者能耐受为准，通电30 min，去电后留针1～2 h。

疗程：针刺每日 1 次，4 周为 1 个疗程。

（4）艾灸疗法

主穴：百会、安眠、神门、三阴交。

方法：采用艾条插入温灸盒顶管或直接点燃，固定于穴位上。依据患者对温度的耐受，对艾条实施上下的调节，温热舒适、不烫为宜，持续 30 min。

疗程：艾灸每周 5 次，2～3 周为 1 个疗程。

（5）中药足浴

方法：取中草药桂枝、黄芪、川牛膝、柴胡等，加水 5000 mL 煎煮约 1 h，取汁倒入盆中，待水温降至 45 ℃或温度适宜时浸泡双脚 15～30 min。

疗程：足浴每晚睡前 1 次，1～2 周为 1 个疗程。

（三）常用中成药及用量

1. 百乐眠胶囊

功效：滋阴清热，养心安神。

主治：肝郁阴虚型失眠症，症见入睡困难、多梦易醒、醒后不眠、头晕乏力、烦躁易怒、心悸不安等。

使用方法：每次 4 粒（每粒 0.27 g），每日 2 次，口服。

2. 乌灵胶囊

功效：补肾健脑，养心安神。

主治：心肾不交所致的失眠、健忘、心悸心烦、神疲乏力、腰膝酸软、头晕耳鸣、少气懒言、脉细或沉无力者。

使用方法：每次 3 粒（每粒 0.33 g），每日 3 次，口服。

3. 养血清脑颗粒

功效：养血平肝，活血通络。

主治：血虚肝旺所致的头痛眩晕、心烦易怒、失眠多梦。

使用方法：每次 1 袋（每袋 4 g），每日 3 次，口服。

4. 舒肝解郁胶囊

功效：舒肝解郁，健脾安神。

主治：肝郁脾虚所致情绪低落、兴趣下降、入睡困难、早醒、多梦、紧张不安、急躁易怒、食少纳呆、胸闷、疲乏无力、多汗、疼痛、舌苔白或腻，脉弦或细者。

使用方法：每次 2 粒（每粒 0.36 g），每日 2 次，口服。

5. 安神补脑液

功效：生精补髓，益气养血，强脑安神。

主治：肾精不足、气血两亏所致的头晕、乏力、健忘、失眠。

使用方法：每次 10 mL，每日 2 次，口服。

（四）中医药应用的临床建议

1. 调整脏腑气血阴阳的平衡。如补益心脾，应佐以少量醒脾运脾药，以妨碍脾；交通心肾，用引火归原的肉桂，其量宜轻；益气镇惊，常需健脾，慎用滋阴之剂；疏肝泻火，注意养血柔肝，因"肝体阴而用阳"。补其不足，泻其有余，调其虚实，使气血调和，阴平阳秘。

2. 辨证基础上佐以安神定志。根据虚实的不同，加用重镇安神或养血安神之品，重镇安神常用生龙骨、生牡蛎、朱砂、琥珀；养血安神常用酸枣仁、柏子仁、夜交藤、龙眼肉。

3. 活血化瘀法的应用。长期顽固难愈的失眠，多与脏腑气血失和有关，伴有心烦，舌质偏暗，或有瘀点者，依据古训"顽疾多瘀血"的观点，可从瘀血论治，以血府逐瘀汤为主方。

七、感觉障碍

（一）中医诊断

1. 病名诊断

人体营卫失调、禀赋不足、劳逸失度，感受风寒湿热诸邪，或内生痰浊、瘀血、毒邪，正邪相搏，痹阻气血经脉，使肢体肌肤肌肉、血脉、筋骨甚则脏腑失养失荣，出现肢体关节酸痛、麻木、重着、僵直畸形、关节肿大、变形、灼热、活动障碍等为主要表现的病证。

诊断依据：①有感受风寒湿热等外邪病史，或既往有关节痛病史者，或有慢性劳损或跌打损伤史；②肢体肌肉或关节疼痛、酸楚、重着、麻木、活动受限，或者关节僵硬、畸形或关节红肿疼痛等；③有卒中病史。

2. 证候诊断

（1）风寒湿痹－行痹　症状：肢体瘫软而活动不能，肢体关节、肌肉疼痛酸楚，疼痛呈游走性，初起可见有恶风、发热等表证；舌苔薄白，脉浮或浮缓。

（2）风寒湿痹 – 痛痹 症状：半身不遂或肢体强痉而屈伸不利，肢体关节疼痛，痛势较剧，部位固定，遇寒则痛甚，得热则痛缓，关节屈伸不利，局部皮肤或有寒冷感；舌质淡，舌苔薄白，脉弦紧。

（3）风寒湿痹 – 着痹 症状：半身不遂，偏身麻木，肢体关节、肌肉酸楚、重着、疼痛，肿胀散漫，关节活动不利，肌肤麻木不仁；舌质淡，舌苔白腻，脉濡缓。

（4）风湿热痹 症状：肢体强痉而屈伸不利，游走性关节疼痛，活动不便，局部灼热红肿，痛不可触，得冷则舒，可有皮下结节或红斑，常伴有发热、恶风、汗出、口渴、烦躁不安等全身症状；舌质红，舌苔黄或黄腻，脉滑数或浮数。

（5）痰瘀痹阻证 症状：口眼歪斜，舌强语蹇或不语，肌肉关节刺痛，固定不移，或关节肌肤紫暗、肿胀，按之较硬，肢体顽麻或重着，或关节僵硬变形，屈伸不利，有硬结、瘀斑，面色黧黯，眼睑浮肿，或胸闷痰多；舌质紫暗或有瘀斑，舌苔白腻，脉弦涩。

（6）肝肾亏虚证 症状：半身不遂，患肢僵硬，拘挛变形，舌强不语，或偏瘫，肢体肌肉萎缩，关节屈伸不利，肌肉瘦削，腰膝酸软，或畏寒肢冷，阳痿，遗精，或骨蒸劳热，心烦口干；舌质淡红，舌苔薄白或少津，脉沉细弱或细数。

（二）中医治疗

1. 治则治法

痹证一般多是慢性复发疾患，注重早期发作期的辨证和相对稳定期的辨证巩固治疗。痹证发病与人体的体质因素、感受邪气密切相关。辨证中应注重人体营卫调和与否及肝脾肾、功能状况，应注重络脉功能状况。总结复发的主要原因、诱发因素，以便积极预防。中后期辨证注意虚实兼夹、病位病势以便整体调节。

痹证的治疗以祛邪通络、宣痹止痛为基本原则，根据邪气的偏盛，分别予以祛风、散寒除湿、清热、化痰、行瘀，兼以舒筋通络。治风宜重视养血活血，即所谓"治风先治血，血行风自灭"；治寒宜结合温阳补火，即所谓"阳气并则阴凝散"；治湿宜结合健脾益气，即所谓"脾旺能胜湿，气足无顽麻"。久痹正虚者，应重视扶正，以益气养血、培补肝肾为法。虚实夹杂者，宜标本兼顾。

2. 中医内治法

（1）风寒湿痹 – 行痹

治法：祛风通络，散寒除湿。

推荐方药：防风汤加减。药物组成：防风、麻黄、桂枝、葛根、当归、茯苓、生姜、大枣、甘草。随证加减：以腰背酸痛为主者，加杜仲、桑寄生、淫羊藿、巴戟天、续断以补肾壮骨；若见关节肿大，苔薄黄，宜寒热并用，以桂枝芍药知母汤加减。

（2）风寒湿痹－痛痹

治法：散寒通络，祛风除湿。

推荐方药：黄芪桂枝五物汤加减。药物组成：黄芪、桂枝、芍药、生姜、大枣。随证加减：寒湿甚者，以乌头汤加减，制川乌可改为生川乌或生草乌；若关节发凉，疼痛剧烈，遇冷更甚，加附子、细辛、桂枝、干姜、当归以温经散寒，通脉止痛。

（3）风寒湿痹－着痹

治法：除湿通络，祛风散寒。

推荐方药：薏苡仁汤加减。药物组成：薏苡仁、苍术、甘草、羌活、独活、防风、麻黄、桂枝、制川乌、当归、川芎。随证加减：关节肿胀甚者，加萆薢、五加皮以利水通络；若肌肤麻木不仁，加海桐皮、豨莶草以祛风通络；若小便不利，浮肿，加茯苓、泽泻、车前子以利水祛湿；痰湿盛者，加半夏、南星。

（4）风湿热痹

治法：清热通络，祛风除湿。

推荐方药：大秦艽汤。药物组成：川芎、独活、当归、白芍、石膏、甘草、秦艽、羌活、防风、白芷、黄芩、白术、茯苓、生地、熟地、细辛。随证加减：若皮肤有红斑者，加丹皮、赤芍、生地、紫草以清热凉血，活血化瘀；热盛伤阴，症见口渴心烦者，加玄参、麦冬、生地以其清热滋阴生津；若热毒炽盛，化火伤津，深入骨节，而见关节红肿，触之灼热，疼痛剧烈如刀割，筋脉拘急抽搐，入夜尤甚，壮热烦渴，舌红少津，脉弦数，宜选用五味消毒饮合犀黄丸以清热解毒，凉血止血。

（5）痰瘀痹阻证

治法：化痰行瘀，蠲痹通络

推荐方药：双合汤加减。药物组成：桃仁、红花、当归、川芎、白芍、茯苓、半夏、陈皮、白芥子、竹沥、姜汁。痰浊滞留，皮下有结节者，加胆南星、天竺黄；若瘀血明显，关节疼痛、肿大、强直、畸形、活动不利，舌质紫暗、脉涩，可加莪术、三七、地鳖虫；痰瘀交结，疼痛不已者，加穿山甲、白花蛇、全蝎、蜈蚣、地龙搜剔络道；有痰瘀化热之象者，加黄柏、丹皮。

（6）肝肾亏虚证

治法：培补肝肾，舒筋止痛。

推荐方药：独活寄生汤加减。药物组成：独活、防风、秦艽、细辛、肉桂、人参、茯苓、甘草、当归、地黄、芍药、杜仲、牛膝、桑寄生。随证加减：肾气虚，腰膝酸软，乏力较著，加鹿角霜、续断、狗脊；阳虚，畏寒肢冷，关节疼痛拘急，加附子、干姜、巴戟天，或合用阳和汤加减；肝肾阴亏，腰膝疼痛，低热心烦，或午后潮热，加龟板、熟地、女贞子，或合用河车大造丸加减；若痹久内舍于心，心悸，气短，动则尤甚，面色少华，舌质淡，脉虚数或结代，可用炙甘草汤加减。

3. 中医外治法

（1）体针疗法

主穴：阿是穴、肩髃、合谷、手三里、阳陵泉、三阴交。配穴：行痹加膈俞、血海；通痹加肾俞、腰阳关；着痹加阴陵泉、足三里；热痹加大椎、曲池；另可根据部位循经配穴。

方法：使用一次性无菌针（0.25 mm×40 mm）直刺进针约 2 寸左右，用泻法或平补平泻法。寒痹、湿痹可加灸法；大椎、曲池可点刺出血；局部穴位可加拔罐法。

疗程：每次留针 10～20 min，每日 1 次，7 d 为 1 个疗程。

（2）电针疗法

主穴：阿是穴、肩井、肩髃、肩贞、臂臑、天宗、手三里、曲池、合谷、外关。配穴：根据部位循经远取，并与局部取穴相配合。

方法：针刺得气后，通电针仪，先用连续波 5 min，后改疏密波 10～20 min。

疗程：每日或隔日 1 次，10 d 为 1 个疗程。

（3）推拿疗法

主穴：曲池、合谷、手三里、肩髃、肩贞、阳谷、阳溪、天宗。

方法：采用点、按、拿、捏、揉、推等手法，力度轻柔并由小到大。

疗程：每次持续 25～30 min，每日 1 次，10 d 为 1 个

疗程。

（4）中药熏蒸法

方法：采用苏木、羌活、独活、威灵仙、秦艽、防风、桂枝、木瓜、伸筋草、艾叶、油松节、透骨草、制川乌、制草乌。令患者去衣，仰卧在蒸浴椅上，放下浴罩，头露于罩外，熏蒸损伤部位。

疗程：每次 20 ～ 30 min，每日 1 次，10 d 为 1 个疗程。

（5）穴位注射法

主穴：肩髃、曲池、合谷、肩髎、天宗、外关、肩贞、内关、外关。方法：采用当归、丹参、威灵仙等注射液，在病痛部位选穴，每穴注入 0.5 ～ 1 mL。

疗程：每隔 1 ～ 3 d 注射 1 次，5 ～ 10 次为 1 个疗程。

（三）常用中成药及用量

1. 小活络丸

功效：祛风散寒，化痰除湿，活血止痛。主治风寒湿邪闭阻、痰瘀阻络所致的肢体关节疼痛，或冷痛，或刺痛，或疼痛夜甚、关节屈伸不利、麻木拘挛。

使用方法：小蜜丸每次 3 g（每 100 丸重 20 g，约 15 丸）；大蜜丸每次 1 丸（每丸重 3 g），每日 2 次，黄酒或温开水送服。

2. 正清风痛宁片

功效：祛风除湿，活血通络，消肿止痛。主治风寒湿痹病，症见肌肉酸痛，关节肿胀、疼痛、屈伸不利、僵硬、肢体麻木及类风湿关节炎、风湿性关节炎见上述证候者。

使用方法：每次 1 ~ 4 片（每片含盐酸青藤碱 20 mg），每日 3 次，口服。

3.豨莶通栓胶囊

功效：活血祛瘀，祛风化痰，舒筋活络，醒脑开窍。用于缺血性中风风痰瘀阻脉络证引起的半身不遂、偏身麻木、口舌歪斜、语言蹇涩。

使用方法：每日 3 次，每次 3 粒（每粒装 0.37 g）口服。

4.豨红通络口服液

功效：祛风活血，通络止痛。主治瘀血阻络所致的中风病，症见偏瘫，肢体麻木，语言不利。

使用方法：每次 10 mL，每日 3 次，口服。

5.天麻丸

功效：祛风除湿，通络止痛，补益肝肾。主治风湿瘀阻、肝肾不足所致的肢体拘挛、手足麻木、腰腿疼痛。

使用方法：水蜜丸每次 6 g，小蜜丸每次 9 g（每 100 丸重 20 g，约 45 丸），大蜜丸每次 1 丸（每丸重 9 g），每日 2 ~ 3 次，口服。

6.瘀血痹胶囊（颗粒）

功效：活血化瘀，通络止痛。主治瘀血阻络所致的肌肉关节剧痛、痛处拒按、固定不移、可有硬节或瘀斑。

使用方法：每次 6 粒（每粒装 0.4 g），每日 3 次，口服。颗粒每次 1 袋（每袋装 10 g），每日 3 次，开水冲服。

（四）中医药应用的临床建议

1. 痹证治疗以祛邪通络、宣痹止痛为基本原则，根据邪气的偏盛，分别予以祛风、散寒、除湿、清热、化痰、行瘀，兼以舒筋通络。久痹正虚者，应重视扶正，以益气养血、培补肝肾为法；虚实夹杂者，宜标本兼顾。

2. 多数患者经过积极治疗后，可逐渐恢复或缓解，但也有部分患者日久不愈，转为慢性，迁延经年。若痹证初起，风寒湿邪在表，无汗表实，可用麻黄加术汤；若邪初化热，症见恶风、口渴、烦热、关节灼热红肿疼痛等热象，而风寒湿邪仍在者，可用麻黄连翘赤小豆汤加味；若见关节肿大、苔薄黄、邪有化热之象者，宜寒热并用，可用桂枝芍药知母汤；若肝肾阴亏，腰膝疼痛，低热心烦，或午后潮热，加龟甲、熟地黄、女贞子或合用河车大造丸。

八、风温

（一）中医诊断

1. 病名诊断

卒中相关性肺炎是指在卒中患者患病前原无肺部感染，而后罹患感染性肺实质炎症的一类疾病，这一病名最早由德国科隆大学 Hilker 教授等在 21 世纪初提出。祖国医学中并无卒中相关性肺炎的明确病名，根据卒中后新发的肺部临床表现可归属为"咳嗽""喘证""风温肺病"等肺系病证范畴。风温是感受风热病邪所引起的急性外感热病。初起以发热、微恶风寒、咳嗽、口微渴、苔薄白、脉浮数等肺卫证候为主要临床特点。多发生于春冬季节，起病较急，其发于冬季的又称冬温。因春季阳气升发，温暖多风，最易形成风热病邪，若此时起居不慎、寒暖失调，使外邪侵入则发为风温。风温在发展过程中有顺传和逆传两种情况，顺传指肺卫之邪不解，内传气分，逆传指肺卫邪热，逆传心包。

2. 证候诊断

（1）邪犯肺卫证　症状：风温初起，邪犯肺卫，以发热，微恶风寒，无汗或少汗，头痛，咳嗽，口微渴，舌边尖红；苔薄白，脉浮数。

（2）风热犯肺证　症状：风热犯肺，肺气郁闭，宣降失常，以咳嗽，微恶风寒，身热，口微渴，咽痒咽红；舌边尖红，苔薄白，脉浮数。

（3）热入心包证　症状：肺卫之邪不解，邪热深入营分，与痰相结，痰热阻闭心包，堵塞心包。症见身体灼热，神昏谵语或昏聩不语，舌謇肢厥；舌红绛鲜泽，或伴黄燥苔，脉细数。

（4）热结肠腑证　症状：邪结肠腑，与糟粕相结而成腑实。以日哺潮热，时有谵语，大便秘结，或纯利稀水，肛门灼热，腹部胀满硬痛且甚；舌苔黄燥或灰黑而燥，脉沉有力。

（5）邪热壅肺证　症状：风热不解，邪热壅遏，咳喘气急，甚或鼻扇，或胸闷胸痛，痰黏不爽，或咯痰黄稠，或呈铁锈色痰；舌红苔黄，脉滑数。

（6）肺热腑实证　症状：热与痰结，壅阻于肺，肠腑不通。以潮热便秘，痰涎壅盛，喘促不宁。苔黄腻或黄滑，脉沉滑数，右寸实大。

（7）肺热移肠证　症状：肺胃邪热，不从外解，下趋大肠，蒸迫津液与糟粕同下。以身热咳嗽，口渴，下利色黄热臭，肛门灼热。苔黄，脉数。

（8）热炽阳明证　症状：阳明无形气热亢盛，弥漫全身，充斥表里。以高热恶热，面赤心烦，蒸蒸汗出，渴喜冷饮。舌红苔黄而燥，脉浮洪或滑数。

（9）胃热津伤证　症状：邪热炽盛，损伤胃津，气随津脱。以身热面赤，汗出，多睡眠，身重，鼻鼾，语言难出。苔黄而燥脉数。

（二）治疗

1. 治则治法
治疗总则当以清肃肺胃，透邪外达，使风热之邪得以解散，以辛凉宣散、轻清宣透为法，微汗使邪气得以宣散。

2. 中医内治法
（1）邪犯肺卫证

治法：辛凉解表，宣肺泄热。

推荐方药：银翘散加减。药物组成：银花、连翘、竹叶、荆芥、豆豉、薄荷、牛蒡子、桔梗、甘草、芦根。随访加减：卫气郁闭而气机不畅，胸膈满闷者，加藿香、郁金开畅气机，宣郁除满；肺气郁闭，热伤血络而衄血者，去荆芥、豆豉，加白茅根、侧柏炭以凉血清热止血；热壅咽喉，咽红咽痛者，可加玄参、马勃、锦灯笼甘润苦寒之品，凉血利咽。

（2）风热犯肺证

治法：辛凉宣肺。

推荐方药：桑菊饮。药物组成：桑叶、菊花、连翘、杏仁、薄荷、桔梗、芦根、甘草。

（3）热入心包证

治法：清心凉营，泄热开窍。

推荐方药：清营汤送服安宫牛黄丸、紫雪丹、至宝丹。药物组成：犀角、玄参、连心、麦冬、连翘心、竹叶、莲子心。

（4）热结肠腑证

治法：软坚攻下腑实。

推荐方药：调胃承气汤加减。药物组成：大黄、芒硝、甘草。随证加减：若阴伤较重，或素体阴分不足，可在方中加玄参、生地黄、麦冬滋阴攻下；若腹胀满硬痛拒按，腑实甚而阴伤不重，当据病情和患者体质，加枳实、厚朴，但应认证准确，不可妄用多用。

（5）邪热壅肺证

治法：清热宣肺，平喘止咳。

推荐方药：麻杏石甘汤加减。药物组成：麻黄、石膏、杏仁、甘草。随访加减：若胸闷痰多，咳嗽较重，可加全瓜蒌、贝母、酒黄芩清热化痰，理气宽胸；痰多咳喘气急，可加葶苈子、炙杷叶化痰降气；痰黏浓稠，腥臭不易咔，可加桃仁、冬瓜仁、干芦根以清肺化痰、逐瘀排脓；咯痰带血，可加仙鹤草、白茅根、焦三仙等凉血止血；小儿咳喘，除清肺化痰外，尚需注意加消食导滞之品，以利热下行，可加莱菔子、苏子、焦三仙等。

（6）肺热腑实证

治法：宣肺化痰，攻下热结。

推荐方药：星蒌承气汤。药物组成：生石膏、杏仁、瓜蒌皮、大黄。

（7）肺热移肠证

治法：苦寒清肠止痢。

推荐方药：葛根芩连汤加减。药物组成：葛根、黄芩、黄连。随证加减：肺热尚未净的咳嗽痰多者，可加银花、连翘、杏仁、桔梗以宣肺清热；下利伴腹痛肠鸣，得利痛减者，可加木香、白芍以理气缓急止痛；下利赤白粘液者，可加赤芍、白头翁、秦皮等清热凉血止利；下利兼有秽浊之气上泛而呕恶者，可加藿香、竹茹、姜汁以芳香辟秽，和胃降逆止呕。

（8）热炽阳明证

治法：辛寒清气，泄热保津。

推荐方药：白虎汤加减。药物组成：石膏、知母、石膏、甘草、粳米。随证加减：若伴肺热壅盛，咳喘气急，痰多色黄，可加杏仁、瓜蒌、桑白皮、黄芩等宣肺止咳，化痰降气；郁热不外达，可加银花、连翘、芦根以透热解读生津；若背微恶寒，神疲气短，脉浮而无力，气阴大伤，可加人参益气回阳救阴。

（9）胃热津伤证

治法：清气泄热，益气生津。

推荐方药：竹叶石膏汤。药物组成：竹叶、石膏、甘草、粳米、半夏、麦冬、人参。

3. 中医外治法

（1）针刺疗法

方法：针刺风池、大椎、合谷、足三里、百会、肺腧、肾俞，先针风池，针感应向后头颞部散射，后针其他各穴，强刺激，留针 20 min，每日 1 次。鼻塞重加迎香、上星；头痛加太阳、印堂；咽痛加刺少商放血；咳嗽加风门、肺俞。

（2）按摩疗法

揉印堂：以拇指腹面放于印堂，揉按 20～30 次；揉太阳：以两手拇指或中、示指各按同侧太阳穴，各向内揉按 10～20 次；揉按迎香：两手中指或示指腹面各按同侧迎香穴，同时向内揉按 20～30 次，然后向上推抹 20～30 次。

（3）穴位贴敷

方法：白芥子 6 g，延胡索 6 g，甘遂 3 g，细辛 3 g，丁香 1 g，肉桂 1 g。制作方法：将以上药物按比例配好，烘干后过 200 目筛磨成细粉，充分混匀后姜汁调和成药泥备用。取穴：第 1 组为天突、肺俞、大椎、膻中、中府；第 2 组为定喘、风门、丰隆、肾俞、中脘。

疗程：每日 1 次，每次贴敷 2 h，15 d 为 1 疗程。

（三）常用中成药及用量

1. 苦甘颗粒

功效：疏风清热，宣肺化痰，止咳平喘。

适应证：疏风清热，宣肺化痰，止咳平喘。使用方法：开水冲服，每次 8 g，每日 3 次，小儿酌减或遵医嘱。

2. 银翘散

功效：辛凉透表，清热解毒。

适应证：用于外感风寒，发热头痛，口干咳嗽，咽喉疼痛，小便短赤。使用方法：温开水吞服或开水泡服。每次 1 袋，每日 2 ～ 3 次。

3. 痰热清注射液

功效：清热、化痰、解毒。

适应证：风温肺热病痰热阻肺证，症见：发热、咳嗽、咯痰不爽、咽喉肿痛、口渴、舌红、苔黄；肺炎早期、急性支气管炎、慢性支气管炎急性发作以及上呼吸道感染属上述证候者。使用方法：常用量成人一般每次 20 mL，重症患者每次可用 40 mL，加入 5% 葡萄糖注射液或 0.9% 氯化钠注射液 250 ～ 500 mL，静脉滴注，控制每分钟不超过 60 滴，每日 1 次；儿童按体重 0.3 ～ 0.5 mL/kg，最高剂量不超过 20 mL，加入 5% 葡萄糖注射液或 0.9%

氯化钠注射液 100 ～ 200 mL，静脉滴注，控制每分钟 30 ～ 60 滴，每日 1 次，或遵医嘱。

（四）中医药应用的临床建议

卒中患者常伴有肺部感染，及时有效地控制肺部感染是延长卒中患者寿命、提高患者生活质量的重要措施。中医对卒中相关性肺炎的治疗方法多样，包括针灸治疗、中药治疗、针灸联合中药治疗、穴位贴敷、按摩疗法等，具有不良反应小且作用明显的特点。卒中后风温病虽病位在肺，病机各异，但总的来说，该病的致病因素归结为痰与虚，痰可与热结合，沈艳莉等认为痰热蕴肺为本病的主要病因，中风患者肝火多旺，易生风，易乘脾，脾功能受损，痰液内生，痰与热结合则发为咳嗽、咳痰。痰与气结合，郭欢等认为中风多正气不足，易受外邪侵袭，侵及肺脏，痰与气交阻于气道，发为本病。苏巧珍等认为正气不足是本病的主要原因，卒中患者长期卧床，易发气虚，肺脾气虚则水湿运化失调，饮停于肺则生痰。

九、心悸

（一）中医诊断

1.病名诊断

自觉心搏异常，或快速或缓慢，或跳动过重，或忽跳忽止，呈阵发性，或持续不解，神情紧张，心慌不安；伴有胸闷不适、心烦寐差、颤抖乏力、头晕等症；可见数、促、结、代、缓、迟等脉象；常有情志刺激，惊恐，紧张，劳倦，饮酒等诱发因素。

2. 证候诊断

（1）心虚胆怯证　症状：心悸不宁，善惊易恐，坐卧不安，少寐多梦易醒，恶闻声响；舌苔薄白或如常，脉数或虚弦。

（2）心气不足证　症状：心悸气短，头晕乏力，动则心悸，静则悸缓，自汗；舌淡红，苔薄白，脉细弱。

（3）心脾两虚证 症状：心悸气短，头晕目眩，面色不华，神疲乏力，或纳呆腹胀，便溏；舌淡红，苔薄，脉细弱。

（4）心阴亏虚证　症状：心悸易惊，心烦失眠，五心烦热，口干盗汗，或头晕目眩，耳鸣腰酸；舌红少津，苔少或无苔，脉细数。

（5）心阳不振证　症状：心悸不安，胸闷气短，面色苍白，形寒肢冷；舌淡苔薄，脉象虚弱或沉细而数。

（6）水饮凌心证 症状：心悸眩晕，胸脘痞满，形寒肢冷，小便短少，或下肢浮肿，渴不欲饮，恶心吐涎；舌苔白滑，脉象弦滑。

（7）心脉瘀阻证　症状：心悸不安，胸闷不舒，心痛时作，或见唇甲青紫；舌质紫黯或有瘀斑，脉涩或结代。

（二）治疗

1. 治则治法

由于心悸的主要病机为气血不足，阴阳失调，气滞血瘀，痰浊水饮等，故益气养血，滋阴温阳，行气化瘀，化痰涤饮以及养心安神，重镇安神等均为心悸的治疗大法。虚当补之，实当泻之。若久病，虚实夹杂，病机复杂者则宜标本兼顾，攻补兼施；若出现心阳暴脱的厥脱、抽搐等危候应积极采取中西医结合抢救措施。

2. 中医内治法

（1）心虚胆怯证

治法：安神定志，益气养心。

推荐方药：安神定志丸加减。药物组成：人参、炙甘草、朱砂、龙齿、龙骨、琥珀、茯神、石菖蒲、远志。随证加减：若见气短乏力，头晕目眩，动则为甚，静则悸缓，则重用人参，加黄芪；兼见心阳不振者，易桂枝为肉桂，加附子。

（2）心气不足证

治法：补益心气，养心安神。

推荐方药：五味子汤加减。药物组成：五味子、黄芪、人参、麦门冬、玉竹、沙参、酸枣仁、柏子仁、合欢皮、炙甘草。

（3）心脾两虚证

治法：益气健脾，补血安神。

推荐方药：归脾汤加减。药物组成：炙黄芪、人参、白术、当归、龙眼肉、酸枣仁、茯神、远志、木香、生甘草。随证加减：纳呆腹胀者，加陈皮、谷麦芽、神曲、山楂、枳壳、鸡内金；乏力、气短、神疲者，重用人参、黄芪、白术、甘草，少佐肉桂；失眠多梦者，加合欢皮、夜交藤、五味子、柏子仁、莲子心。

（4）心阴亏虚证

治法：滋养阴血，宁心安神。

推荐方药：天王补心丹加减。药物组成：生地黄、玄参、麦门冬、天门冬、丹参、当归、人参、五味子、酸枣仁、柏子仁、远志、桔梗。随证加减：兼口干口苦，咽燥心烦者，加黄连、栀子、淡竹叶、朱砂；盗汗者，加山萸肉、乌梅。

（5）心阳不振证

治法：温补心阳，安神定悸。

推荐方药：桂枝甘草龙骨牡蛎汤合参附汤加减。药物组成：桂枝、人参、炮附子、黄芪、玉竹、麦门冬、煅龙骨、煅牡蛎、炙甘草。随证加减：大汗出者，重用人参、黄芪及煅龙牡，加用山萸肉；兼见水饮内停者，加葶苈子、五加皮、车前子、泽泻等。

（6）水饮凌心证

治法：温阳化饮，宁心安神。

推荐方药：苓桂术甘汤合真武汤加减。药物组成：炮附子、桂枝、茯苓、白术、猪苓、泽泻、五加皮、葶苈子、防己、甘草。随证加减：恶心呕吐者，加半夏、陈皮、生姜皮；尿少肿胀者，加大腹皮、车前子；兼有肺气不宣者，加杏仁、前胡、桔梗。

（7）心脉瘀阻证

治法：活血化瘀，理气通络。

推荐方药：血府逐瘀汤。药物组成：桃仁、红花、川芎、赤芍、川牛膝、当归、生地黄、北柴胡、枳壳、炙甘草。随证加减：气滞血瘀者，重用柴胡、枳壳，加香附、郁金、延胡索、陈皮；因虚致瘀者，去柴胡、枳壳，加党参、黄芪；血虚者，加何首乌、枸杞子、熟地。

3. 中医外治法

（1）针刺疗法　主穴：内关、三阴交、通里。

（2）耳针　方法：取心、神门、皮质下、胸区、交感，每次 2 ～ 3 穴，留针 20 min。

4. 常用中成药及用量

（1）参松养心胶囊

功效：益气养阴，活血通络，清心安神。

适应证：冠心病室性早搏或缓慢型心律失常合并早搏属气阴两虚，心络瘀阻证。

使用方法：每次 2 ～ 4 粒，每日 3 次口服。

（2）养心定悸胶囊

功效：养血益气，复脉定悸。

适应证：心律失常属气虚血少证。

使用方法：每次 6 粒，每日 2 次口服。

（3）参附注射液

功效：回阳救逆，益气固脱。

适应证：心阳不振所致心悸。

使用方法：肌内注射，每次 2 ～ 4 mL，每日 1 ～ 2 次；静脉滴注，每次 10 ～ 20 mL，以 5% 或 10% 的葡萄糖注射液 250 ～ 500 mL 稀释后使用；静脉推注，每次 5 ～ 20 mL，以 5% 或 10% 的葡萄糖注射液 20 mL 稀释后使用。

（4）生脉注射液

功效：益气养阴，复脉固脱。

适应证：缓慢型心律失常而有气阴两虚见证者。

使用方法：40 ～ 60 mL 加入 5% 葡萄糖注射液 250 mL 中静脉滴注，每分钟 40 ～ 60 滴，每日 1 次，10 ～ 15 d 为 1 个疗程。

（三）中医药应用的临床建议

心悸虽病位在心，病机各异，但总与中焦脾胃功能失调相关。国医大师邓铁涛从心脾相关立论，主张以调脾护心治疗心悸；国医大师路志正主张通过调理中州以养心、宁心、清心、通心、安心，从而达到消除心悸的目的。

十、生活质量

（一）中医中药对卒中后生活质量改善中医药应用的临床建议

1. 卒中后吞咽障碍的治疗建议　中药以"活血化瘀""益气升阳""涤痰开窍"为基本原则。在基本证候治疗方案基础上加用桃仁、红花、赤芍、黄芪、当归、党参、白术、胆南星、半夏等。以补中益气汤、补阳还五汤、涤痰汤加减为常用方剂。针刺疗法以醒脑开窍针刺法为常用针刺处方。主穴：内关（双侧）、水沟、三阴交（患侧）；副穴极泉（患侧）、委中（患侧）、尺泽（患侧）；配穴：风池（双侧）、完骨（双侧）、翳风（双侧）。

2. 卒中后提高日常生活能力及生活质量建议　化痰通络汤加减治疗缺血性卒中辨证属风痰阻络者，能显著改善患者的日常生活活动能力。涤痰汤治疗脑梗死证属痰湿蒙神证者疗效确切，临床可有效提高患者生活质量。丹参川芎嗪注射液辅助治疗可以显著提高患者日常生活活动能力，且安全性较好。八段锦联合应用中药汤剂，可提高卒中后轻度认知障碍患者的生活能力评分。

3. 卒中后疲劳的治疗建议　补阳还五汤加减治疗缺血性卒中辨证属气虚血瘀者，可明显减轻患者的疲劳程度。补中益气汤治疗缺血性卒中证属气虚证者疗效确切，临床可有效提高患者生活质量。针刺疗法以调神益气针法为常用针刺处方，选穴为百会、四神聪、神庭、本神、曲池、内关、合谷、阳陵泉、足三里、三阴交、太冲有效缓解患者的疲劳症状，恢复精力，改善心境。腹式呼吸训练可有效改善患者的膈肌功能。

4. 卒中后睡眠障碍（失眠）的治疗建议　归脾汤加减治疗缺血性卒中后遗失眠症辨证属心脾两虚者，可明显改善患者的睡眠状况。黄连温胆汤加减治疗缺血性卒中后遗失眠症辨证属痰热扰心证者，可明显改善患者的睡眠状况。针刺疗法以"调神潜阳"针刺法为常用针刺处方，选穴为内关、水沟、三阴交、极泉、尺泽、委中加用"调神潜阳"针刺法，针刺百会、四神聪深纳久留针 5 h，在醒脑开窍针刺法基础上，加用"调神潜阳"针刺法可明显改善患者睡眠质量，促进患者神经功能的恢复。耳穴压丸在改善睡眠方面也有不错的疗效。

5. 卒中后尿失禁的治疗建议　益肾活血方能显著改善卒中后尿失禁患者的临床症状。电针四神聪配合八髎穴能明显改善患者尿失禁程度分级，降低临床症状评分，减少患者 24 h 排尿次数，提高均次排尿量，治疗卒中后尿失禁疗效显著。针刺疗法以调神固脬针法为常用针刺法，电针骶四穴八髎穴，四神聪能明显改善患者尿失禁症状温针灸八髎穴配合穴位注射，中药敷脐治疗，盆底肌锻炼治疗能显著改善卒中后尿失禁患者的临床症状。

十一、推荐建议

1. 推荐应用中医药改善卒中患者的非运动症状，尤其对于眩晕、精神、认知和睡眠症状有效，且耐受性良好。

2. 中医药的临床干预，包括中药及非药物疗法对提高卒中患者的生活质量疗效显著，强烈推荐应用于吞咽管理、睡眠质量、生活能力方面的临床治疗。

3. 银杏叶制剂、天智颗粒对卒中患者的认知损害可有裨益，中药汤剂及针刺疗法对卒中后眩晕和失眠疗效明确且安全性高。

4. 推荐应用中医非药物疗法，包括针刺、穴位敷贴、功法的辅助协同应用，对卒中后吞咽障碍、失眠疲乏、尿失禁症状的改善有益。

参考文献

[1] 周仲瑛.中医内科学[M].北京：中国中医药出版社，2017：297-302.

[2] 王永炎，张伯礼.中医脑病学[M].北京：人民卫生出版社，2007：158-170.

[3] 孙国杰.针灸学[M].北京：人民卫生出版社，2011：719.

[4] 郑志，陈广.中药沐足与吴茱萸敷贴涌泉穴联合常规医护措施治疗高血压性眩晕临床研究[J].新中医，2020，52（24）：178-181.

[5] 王希典，谭涛，马海鑫，等.压灸百会穴治疗眩晕的 Meta 分析[J].中国医学创新，2022，19（8）：160-165.

[6] 唐农，邱石源，雷龙鸣，等.基于中医"治未病"理论的艾灸疗法干预中风高危状态临床观察[J].中华中医药学刊，2016，34

（9）：2061-2063.

[7] 邓谦，石江，方丽，等. 天麻钩藤颗粒药理及临床应用研究进展[J]. 中西医结合心脑血管病杂志，2021，19（7）：1121-1124.

[8] 尚建华. 养血清脑颗粒联合氟桂利嗪治疗脑动脉硬化性眩晕的疗效及对脑血流状况的影响[J]. 血栓与止血学，2021，27（5）：732-733，736.

[9] 黄少江. 血栓通联合全天麻胶囊治疗椎 - 基底动脉供血不足性眩晕疗效观察[J]. 中国中医急症，2005，14（10）：938-939.

[10] 邓迪洋. 眩晕宁片治疗后循环缺血性眩晕的临床疗效与安全性 Meta 分析[D]. 武汉：湖北中医药大学，2021.

[11] 杜柏荣，赵桂良，程俊文，等. 六味地黄丸加减治疗肝肾阴虚型高血压病眩晕的疗效与机制研究[J]. 中药材，2021，44（6）：1509-1513.

[12] 郭震浪，王俊月，苏振宁，等. 小柴胡汤治疗中风后眩晕的 Meta 分析[J]. 中国实验方剂学杂志，2015，21（24）：214-218.

[13] 国家中医药管理局. 中医病症诊断疗效标准[S]. 南京：南京大学出版社，1994.

[14] 张伯礼，吴勉华. 中医内科学[M]. 4 版. 北京：中国中医药出版社，2017.

[15] 胡丹，盛蕾. 加味柴胡疏肝颗粒辅助治疗缺血性脑卒中后抑郁的疗效观察[J]. 中草药，2016，47（21）：3866-3870.

[16] 许二平，王伟杰，苗明三，等. 丹栀逍遥散联合氟西汀治疗中风后抑郁症 200 例[J]. 河南中医，2017，37（1）：79-81.

[17] 李界兴，杨端卓，王波，等. 加味甘麦大枣汤联合黛力新治疗脑卒中后抑郁症[J]. 世界中医药，2020，15（22）：3447-3450，3454.

[18] 张林，钟艳，赵静，等. 归脾汤加味治疗脑卒中后抑郁伴焦虑共病临床疗效观察[J]. 中华中医药杂志，2018，33（12）：5522-5525.

[19] 姜博，赵永辰. 加味半夏厚朴汤治疗脑卒中后轻中度抑郁症临床疗效观察[J]. 四川中医，2014，32（9）：104-106.

[20] 聂容荣，黄春华．针灸治疗脑卒中后抑郁症疗效与安全性评价[J]．中国针灸，2013，33（6）：490-494．

[21] 王非，潘微，李云芳．针刺配合耳穴电针治疗中风后抑郁疗效观察及其对生活质量的影响[J]．上海针灸杂志，2016，35（9）：1033-1035．

[22] 王峰，娄晓敏，夏罗敏，等．针刺结合穴位注射治疗缺血性中风后抑郁症临床观察[J]．上海针灸杂志，2016，35（8）：942-944．

[23] 程记伟，白宇，张利军，等．乌灵胶囊治疗脑卒中后抑郁疗效及安全性 Meta 分析[J]．中成药，2014，36（10）：2049-2055．

[24] 孙田烨，王新志，史梦龙，等．口服中成药联合选择性 5- 羟色胺再摄取抑制剂治疗卒中后抑郁有效性与安全性的网状 Meta 分析[J]．中草药，2021，52（20）：6291-6308．

[25] 柳淑青，张丽娜，原晨．疏肝解郁胶囊治疗卒中后抑郁患者的临床疗效及其对去甲肾上腺素和 5- 羟色胺水平的影响[J]．世界中医药，2019，14（7）：1784-1788．

[26] 李文颖，吴知凡，王凯，等．归脾汤合血府逐瘀汤加减治疗脑梗死后轻度认知障碍的临床疗效[J]．中国实验方剂学杂志，2022，28（2）：147-153．

[27] 刘雅莉，郭健，孙伟娟，等．通窍活血汤治疗中风后认知障碍疗效研究[J]．中华全科医学，2020，18（9）：1560-1562，1576．

[28] 何诚，周婷，万文俊．通窍活血汤联合针刺治疗卒中后认知障碍疗效及对患者神经递质、神经功能的影响[J]．中国实验方剂学杂志，2020，26（8）：112-117．

[29] 李俊，胡小军，王青，等．通窍活血汤加减联合"回阳九针"治疗卒中后认知障碍的临床观察[J]．中国实验方剂学杂志，2019，25（4）：75-80．

[30] 曾友华，包烨华，朱敏，等．针刺治疗脑卒中亚急性期轻度认知障碍：随机对照研究[J]．中国针灸，2015，35（10）：979-982．

[31] 冯晓东，冯红霞．耳穴放血结合康复训练治疗脑卒中后认知障碍疗效观察[J]．中医临床研究，2015，7（14）：49-50．

[32] 汪林英，肖洪波，张庆萍，等．化瘀通络灸结合针刺治疗脑卒

中后轻度认知障碍的临床疗效观察[J]. 安徽中医药大学学报，2021，40（5）：40-44.

[33] QIN X D, LIU Y, WU Y Q, et al. A meta-analysis of Chinese herbal medicines for vascular dementia[J]. Neural Regen Res，2013，8（18）：1685-1692.

[34] 张燕娜，何松彬，吴舟娜. 多奈哌齐联合银杏叶片治疗脑梗死后认知障碍的临床效果[J]. 中华中医药学刊，2019，37（7）：1785-1788.

[35] GHORANI-AZAM A, SEPAHI S, KHODAVERDI E, et al. Herbal medicine as a promising therapeutic approach for the management of vascular dementia：a systematic literature review[J]. Phytother Res，2018，32（9）：1720-1728.

[36] SHEN W, FAN X M, WANG L D, et al. Traditional Chinese medicine for post-stroke cognitive impairment：a systematic review and Meta-analysis[J/OL]. Front Pharmacol，2022，13：816333[2022-07-15]. https://doi.org/10.3389/fphar.2022.816333.

[37] 北京市中西医结合学会神经科专业委员会. 高血压性脑出血急性期中西医结合诊疗专家共识[J]. 中国全科医学，2016，19（30）：3641-3648.

[38] 张鹏，刘嘉妍，许军峰. 针刺治疗脑卒中后呃逆的有效性及安全性系统评价[J]. 中国老年学杂志，2022，42（6）：1298-1301.

[39] 张琼帅，曹方，宋柏林. 针刺治疗中风后呃逆有效性的系统评价[J]. 中华中医药杂志，2019，34（11）：5440-5443.

[40] 姚会敏，张艳霞，袁志岭，等. 穴位注射治疗脑干梗死后呃逆40例[J]. 中国中医急症，2016，25（3）：534-535.

[41] 彭祥来，林志忠，柳淑仪. 氯丙嗪双侧内关穴位注射治疗脑卒中顽固性呃逆临床研究[J]. 中国实用神经疾病杂志，2015，18（5）：39-40.

[42] 徐利飞，董秋平，李慧. 掀针治疗缺血性中风后呃逆临床观察[J]. 实用中医药杂志，2021，37（4）：686-687.

[43] 江黎，冯方俊. 大承气汤加减治疗脑卒中后功能性便秘临床观

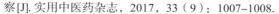
察[J]. 实用中医药杂志，2017，33（9）：1007–1008.

[44] 杨乐乐，储呈海. 补中益气汤加减治疗中风急性期便秘临床观察[J]. 新中医，2014，46（7）：36–37.

[45] 冷孟桐，王剑，刘韬，等. 针刺胃肠俞募穴对卒中后便秘的随机对照研究[J]. 上海针灸杂志，2019，38（2）：178–182.

[46] 彭拥军，孙建华，李忠仁. 电针深刺天枢穴治疗中风后便秘临床观察[J]. 上海针灸杂志，2016，35（10）：1181–1183.

[47] 季杰，任绍林，王艳威. 耳穴贴压治疗脑卒中急性期实证便秘的疗效观察[J]. 北京中医药，2015，34（8）：661–663.

[48] 陆海娟，陆金英，姚青，等. 中药穴位贴敷治疗急性脑卒中患者便秘 57 例[J]. 浙江中医杂志，2014，49（9）：650.

[49] 杜嘉，刘昊，许静，等. 穴位埋线法治疗中风后便秘：多中心随机对照研究[J]. 中国针灸，2020，40（5）：493–497.

[50] 魏玉华. 四磨汤口服液结合水针治疗中风急性期便秘 45 例疗效观察[J]. 中西医结合心脑血管病杂志，2013，11（8）：955–956.

[51] 杨继鹏，刘璟莹，谷红艳，等. 针灸治疗中风后便秘随机对照临床研究文献 Meta 分析[J]. 中国针灸，2014，34（8）：833–836.

[52] 汤瑞珠. 柴胡加龙骨牡蛎汤治疗中风后失眠随机平行对照研究[J]. 实用中医内科杂志，2017，31（4）：17–20.

[53] 王晓聪，刘江，夏洪涛，等. 黄连温胆汤联合艾司唑仑片治疗卒中后睡眠障碍痰热内扰证临床研究[J]. 国际中医中药杂志，2020（4）：319–323.

[54] 赵娜，胡万华，吴志敏，等. 归脾汤结合耳穴埋豆治疗卒中后失眠的疗效及对血清 TNF–α 水平的影响[J]. 中华中医药学刊，2016，34（12）：3038–3040.

[55] 周红霞，王彦华，刘向哲，等. 黄连阿胶汤加减治疗脑卒中后失眠阴虚火旺证的疗效观察[J]. 中国实验方剂学杂志，2018，24（10）：187–192.

[56] 孙巧杰. 酸枣仁汤加减治疗中风后失眠的临床研究[J]. 中医临床研究，2018，10（6）：57–58.

[57] 张霜梅，吉晶，邱朝阳，等. 单纯针灸对比西药治疗卒中后失眠

随机对照试验的 Meta 分析[J]. 中华中医药学刊，2019，37（12）：2843-2852.

[58] 张霜梅，吉晶，胡丽竹，等. 耳穴疗法治疗卒中后失眠的随机对照试验 Meta 分析[J]. 上海中医药大学学报，2019，33（3）：10-18，23.

[59] 李筱媛，郝喵. 电针联合推拿治疗卒中后睡眠障碍 160 例疗效观察[J]. 中西医结合心脑血管病杂志，2015，13（14）：1681-1683.

[60] 余李强，刘芳，沈翠玲，等. 艾灸治疗脑卒中后睡眠障碍效果的系统评价[J]. 贵州中医药大学学报，2020，42（1）：72-77.

[61] 杜婷，赵惠. 中药熏洗方足浴干预中风后失眠的疗效观察及护理体会[J]. 中医外治杂志，2021，30（2）：80-81.

[62] 北京神经内科学会睡眠障碍专业委员会，北京神经内科学会神经精神医学与临床心理专业委员会，中国老年学和老年医学学会睡眠科学分会. 卒中相关睡眠障碍评估与管理中国专家共识[J]. 中华内科杂志，2019，58（1）：17-26.

[63] 郑晶，黎红华. 乌灵胶囊联合草酸艾司西酞普兰治疗缺血性脑卒中患者睡眠障碍的疗效观察[C]. 第七届中国睡眠医学论坛会议指南. 中国睡眠研究会，2017：39.

[64] 柴冰燕，颜克松，高福临，等. 养血清脑颗粒治疗卒中后睡眠障碍的 Meta 分析[J]. 世界最新医学信息文摘，2019，19（86）：13-16，21.

[65] 吕昕，郭韶韶. 舒肝解郁胶囊联合右佐匹克隆治疗卒中后睡眠障碍的临床研究[J]. 中西医结合心脑血管病杂志，2016，14（13）：1543-1544，1568.

[66] 彭川. 安神补脑液联合舍曲林治疗脑梗死后睡眠障碍的疗效观察[J]. 现代药物与临床，2017，32（3）：407-410.

[67] 万福铭，周淼焱，李唯溱，等. 加味黄芪桂枝五物汤联合醒脑开窍针刺法治疗脑卒中后肩手综合征的临床观察[J]. 中国实验方剂学杂志，2020，26（12）：133-138.

[68] 易咏希，牟莹慧，彭莉，等. 大秦艽汤联合综合康复治疗中风后

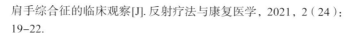

肩手综合征的临床观察[J].反射疗法与康复医学，2021，2（24）：19-22.

[69] 李智，钟建国，姜楠，等.针灸治疗对脑卒中后偏瘫颈肩痛患者的疼痛改善及预后的影响分析[J].四川中医，2020，38（5）：191-193.

[70] 王懿娜，刘小平，包烨华.电针配合康复训练治疗脑卒中肩手综合征 Meta 分析[J].浙江中西医结合杂志，2019，29（11）：952-957.

[71] 林文颖，李壮苗，李荣清，等.推拿治疗脑卒中后肩手综合征疗效的 Meta 分析 [J].广西中医药大学学报，2017，20（3）：104-110.

[72] 王俊蕊，刘芳，丁玉兰，等.中药熏蒸干预脑卒中后肩手综合征的康复效果系统评价和 Meta 分析[J].按摩与康复医学，2020，11（10）：52-57.

[73] 向婷，蒋运兰，岳圆，等.穴位注射治疗卒中后肩手综合征疗效的 Meta 分析 [J].黑龙江医学，2021，45（21）：2345-2350.

[74] 刘光华，钟晨，刘平松，等.针刺联合正清风痛宁透药疗法治疗脑卒中后肩手综合征临床观察[J].光明中医，2019，34（24）：3776-3778.

[75] 李建新，高伟.豨红通络口服液联合加巴喷丁胶囊治疗丘脑卒中后肢体疼痛疗效观察[J].基层医学论坛，2020，24（10）：1343-1345.

[76] 马健.温病学[M].北京：中国中医药出版社，2019：1-67.

[77] 颜凡棋，覃燕琼，姚春栉，等.中药汤剂联合西药治疗卒中相关性肺炎疗效和安全性的 Meta 分析[J].现代中药研究与实践，2019，33（6）：54-59.

[78] 向茜，熊昕.苇茎汤合麻杏石甘汤加减治疗卒中相关性肺炎痰热蕴肺证疗效及对患者外周血 T 淋巴细胞亚群、血清炎症因子的影响[J].中国实验方剂学杂志，2018，24（4）：180-184.

[79] 王新志，王双利.通腑疗法预防脑卒中相关性肺炎的临床研究[J].中医学报，2010，25（4）：630-632.

[80] 黄璐，张月娟，廖若夷，等.中医药辅助治疗卒中相关性肺炎的 Meta 分析[J].湖南中医药大学学报，2016，36（1）：81–84.

[81] 范穗强，孟春想.白虎汤加减对老年脑卒中相关性肺炎血清降钙素原及淋巴细胞亚群改变的影响[J].中华中医药学刊，2020，38（1）：245–247.

[82] 桂树虹，黄东勉，李俊驹，等.中药联合针灸治疗脑卒中后吞咽障碍肺部感染临床观察[J].中国中医急症，2016，25（7）：1378–1380.

[83] 罗开涛，杨帆，边晓东，等.针刺治疗急性脑梗死后肺部感染的临床研究[J].上海针灸杂志，2016，35（9）：1070–1072.

[84] 冯卫星，张军，闫咏梅.针刺联合中药治疗脑卒中后吞咽障碍并发肺部感染疗效观察[J].针灸临床杂志，2015，31（7）：51–53.

[85] 李鞍英.针刺五泉穴联合穴位按摩治疗卒中后吞咽困难并发肺感染疗效观察[J].中国中医急症，2016，25（9）：1783–1785.

[86] 李沛，冯卫星，刘燕妮.穴位贴敷配合雾化治疗脑卒中后肺部感染 42 例[J].针灸临床杂志，2016，32（7）：25–27.

[87] 岳丽军，吴薇，刘莹露，等.痰热清注射液联合抗生素治疗脑卒中相关性肺炎[J].吉林中医药，2013，33（11）：1119–1121.

[88] 周洁.痰热清注射液雾化吸入治疗卒中相关性肺炎疗效观察[J].实用医学杂志，2012，28（7）：1168–1169.

[89] 王小芳，袁荣荣，赵佳源，等.痰热清注射液辅助治疗卒中相关性肺炎的 Meta 分析[J].中国中药杂志，2021，46（16）：4265–4273.

[90] 潘政，程小丽，马永贞，等.痰热清注射液治疗急性脑卒中伴发卒中相关性肺炎的临床观察[J].中国中医急症，2020，29（5）：873–875.

[91] 程丽，顾岩，徐磊，等.痰热清注射液联合抗生素对脑卒中并发肺部感染患者的治疗效果[J].中华医院感染学杂志，2019，29（24）：3769–3772，3803.

[92] 梅蕊，王东升，葛平，等.痰热清注射液联合常规抗感染治疗对脑梗死患者肺部感染的治疗效果观察[J].中华医院感染学杂志，

2017，27（22）：5102–5104.

[93]　董亭方，牛晓露，刘丽，等.抗菌药物与痰热清注射液治疗老年脑卒中患者肺部感染的临床研究[J].中华医院感染学杂志，2016，26（16）：3713–3715.

[94]　程宏申，高翠英，刘永家.安神定志丸加减治疗心律失常临床证候疗效观察[J].山西中医，2013，29（2）：12–13.

[95]　朱昌华，张文.加味五味子汤治疗气阴两虚型心脏神经官能症70例临床观察[J].中医临床研究，2019，11（26）：85–87.

[96]　冯浩欣，张莹，惠泽民，等.归脾汤加减联合美托洛尔治疗快速型心律失常的Meta分析[J].中西医结合心脑血管病杂志，2021，19（2）：221–226.

[97]　王广艳，腾名子，朱君.天王补心丹加减治疗心房颤动合并冠心病阴虚火旺证的临床观察[J].中国实验方剂学杂志，2018，24（17）：189–194.

[98]　郭洋，王毅，宋洪佳，等.桂枝甘草龙骨牡蛎汤加减治疗室性早搏的Meta分析[J].实用中医内科杂志，2021，35（7）：139–142.

[99]　黄干初.苓桂术甘汤联合美托洛尔治疗冠心病心律失常疗效观察[J].中国医药指南，2012，10（4）：236–237.

[100]　李宏运，梁健.血府逐瘀汤治疗心律失常192例疗效观察[J].国医论坛，2005，20（4）：25–26.

[101]　LIU J，LI S N，LIU L，et al. Conventional acupuncture for cardiac arrhythmia：a systematic review of randomized controlled trials[J]. Chin J Integr Med，2018，24（3）：218–226.

[102]　CAO X F，ZHOU M X，LIU H X，et al. Clinical efficacy and safety of shensong yangxin capsule–amiodarone combination on heart failure complicated by ventricular arrhythmia：a meta–analysis of randomized controlled trials[J/OL]. Front Pharmacol，2021，12：613–922[2022–07–15]. https://doi.org/10.3389/fphar.2021.613922.

[103]　中华医学会心电生理和起搏分会，中国医师协会心律学专业委

员会.室性心律失常中国专家共识基层版[J].中华心律失常学杂志，2022，26（2）：106-126.

[104] 王晓宇，胡海殷，季昭臣，等.养心定悸胶囊治疗心律失常的疗效及安全性系统评价及 Meta 分析[J].中国中药杂志，2021，46（20）：5418-5427.

[105] 章轶立，贾敏，谢雁鸣，等.参附注射液治疗缓慢性心律失常的有效性和安全性研究：随机对照试验的系统评价和 Meta 分析[J].北京中医药大学学报，2016，39（7）：595-604.

[106] LIU S，TIAN G H，CHEN J，et al. Traditional Chinese medicine for bradyarrhythmia：evidence and potential mechanisms[J]. Front Pharmacol，2018，9：324[2022-07-15]. https://dol.org/10.3389/fphar.2018.00324.

[107] 刘泽银，邹旭，罗英，等.邓铁涛心脾相关论治疗心悸临床经验总结[J].中国中医药信息杂志，2007，14（7）：82-83.

[108] 卢世秀，苏凤哲.路志正教授从中焦论治心悸撷要[J].世界中西医结合杂志，2009，4（12）：837-838.

[109] 高颖，方祝元，吴伟.中医内科学[M].北京：人民卫生出版社，2015.

[110] 陈豪选，林少琴，倪小佳，等.中药治疗卒中后吞咽障碍的 Meta 分析[J].广州中医药大学学报，2021，38（8）：1759-1768.

[111] 陈红霞，李小霞，郭友华，等.补中益气汤加减配合康复治疗中风后吞咽障碍[J].中国实验方剂学杂志，2011，17（9）：239-242.

[112] 冯文丽，莫新刚.中西医结合辨证施治言语及吞咽障碍疗效观察[J].现代中西医结合杂志，2016，25（27）：3057-3059.

[113] 武杰，王玉，刘建，等.涤痰汤加减联合表面肌电生物反馈对脑梗死后吞咽障碍患者吞咽功能的效应观察[J].世界中医药，2019，14（12）：3338-3342，3348.

[114] 罗琼，王博毅，曹妍杰.醒脑开窍针刺法联合多感觉刺激对脑卒中后吞咽障碍患者吞咽、神经功能及神经营养因子水平影响

[J]. 临床和实验医学杂志，2022，21（2）：211-215.

[115] 张克飞，王兵 . 平肝涤痰通络汤联合常规治疗对脑梗死恢复期患者的临床疗效[J]. 中成药，2018，40（3）：554-557.

[116] 谢保城，陈世春，王清辉，等 . 丹参川芎嗪注射液辅助治疗急性脑梗死疗效与安全性的系统评价[J]. 中国中药杂志，2018，43（17）：3573-3581.

[117] 孙萍萍，齐瑞，马震震，等 . 易筋经对脑梗死恢复期患者运动功能和生活质量影响的临床研究[J]. 上海中医药杂志，2017，51（7）：48-50.

[118] 王燕珍，王维峰，安玉兰，等 . 补阳还五汤合四君子汤加减治疗中风后疲劳气虚血瘀证和抗氧化及抗炎的作用[J]. 中国实验方剂学杂志，2020，26（23）：131-136.

[119] 徐彦忠 . 补阳还五汤加减辅治脑卒中后疲劳临床观察[J]. 实用中医药杂志，2018，34（9）：1087-1088.

[120] 文小燕，杜华碧，文秀雄，等 . 补阳还五汤加味在急性脑梗死后疲劳中的应用效果[J]. 临床合理用药杂志，2013，6（23）：7-8.

[121] 司马振奋，冯玲 . 补中益气汤加减改善卒中后疲劳患者情志的临床观察[J]. 中华中医药学刊，2017，35（8）：2125-2127.

[122] 冯玲，司马振奋，许小峰，等 . 补中益气汤治疗中风后疲劳 28 例[J]. 浙江中医杂志，2012，47（7）：509.

[123] 闫改霞，白振军，宋雅琴，等 . 邢氏针法联合黄连温胆汤加减治疗对痰热内扰型中风后失眠症睡眠、疲劳和生活质量的影响[J]. 中华中医药学刊，2021，39（10）：243-246.

[124] 宋征宇，张鹏，赵红梅，等 . 不同呼吸训练方式在脑卒中后疲劳治疗中的效果及对患者膈肌功能的影响[J]. 中国临床医生杂志，2018，46（12）：1450-1453.

[125] 孙瑞，李洁，周芳，等 . 不同呼吸训练方式对患者脑卒中后疲劳程度及膈肌功能的影响[J]. 华中科技大学学报（医学版），2016，45（5）：543-546.

[126] 周城林，刘琼，梅琰，等 . 归脾汤加味联合小剂量曲唑酮治疗脑卒中后失眠及对血脂及血流动力学的影响[J]. 中医临床研究，

2020，12（21）：53-56.

[127] 王雅娟，刘玉洁，段红莉，等.黄连温胆汤加味治疗卒中后抑郁症的效果及对脑神经代谢物表达水平的影响[J].中国医药导报，2019，16（32）：75-78.

[128] 赵琦，王程婷，曹灿灿."调神潜阳"针刺法对伴有高血压的卒中相关睡眠障碍患者血压及睡眠质量的影响[J].中国针灸，2022，42（2）：126-130.

[129] 宋淑玲，周相娟，郑立强.耳穴贴压联合针刺对中风后睡眠障碍患者睡眠质量和神经递质的影响[J].现代中西医结合杂志，2021，30（3）：290-293.

[130] 梁秀莉.耳穴贴压疗法对卒中后睡眠障碍患者睡眠质量和神经功能缺损的影响[J].河北中医药学报，2016，31（2）：37-39.

[131] 刘莹，甄文剑，王存志.牵正散穴位定向透药治疗脑卒中后急迫性尿失禁临床研究[J].国际中医中药杂志，2017，39（2）：114-117.

[132] 刘婉，包烨华，楚佳梅.热敏灸气海、关元、三阴交治疗脑卒中后尿失禁的疗效观察[J].浙江中医药大学学报，2018，42（12）：1052-1055.

[133] 陈姗，汪司右，卢静，等.电针"骶四穴"治疗脑卒中后尿失禁临床疗效观察[J].辽宁中医药大学学报，2020，22（12）：164-168.

[134] 赵晋，洪领俊.电针刺激联合盆底肌训练治疗脑梗死后尿失禁患者的临床观察[J].中华中医药杂志，2016，31（8）：3377-3380.

（陈文洁，陈芷妍，杜毅达，樊雪鸣，何春颖，王敏，

詹敏，孙林娟）

缩略词表

AD	阿尔茨海默病
AD8	记忆障碍自评量表
ADC	表观弥散系数
AES	情感淡漠评估量表
AI	淡漠量表
AICA	小脑前下动脉
AIS–APS	急性缺血性卒中相关性肺炎评分
APACHE Ⅱ	急性生理学及慢性健康状况评分
APS	抗磷脂综合征
ASRS	症状恶化严重程度评定量表
ATP	三磷酸腺苷
AVS	前循环急性前庭综合征
Aβ	β 淀粉样蛋白
BAI	贝克焦虑量表
BMI	体重指数
BNP	脑钠肽
BP	大疱性类天疱疮
BZDs	苯二氮䓬类药物
CBT	认知行为疗法
CCS	脑心综合征
CDC	疾病控制预防中心
cPAN	皮肤型结节性多动脉炎
CPAP	持续正压通气治疗
CPSP	中枢性卒中后疼痛
CRP	C 反应蛋白
CRPS	复杂性区域疼痛综合征
CRSWDs	昼夜节律相关睡眠 – 觉醒障碍
CSA	中枢性睡眠呼吸暂停

CSVD	脑小血管病
CT	计算机断层扫描
DN4	神经病理性疼痛评估量表
Dsg	抗桥粒芯糖蛋白
DWI	弥散加权成像
EDS	埃勒斯 – 当洛斯综合征
ESPEN	欧洲肠内肠外营养学会
ESS	Epworth 嗜睡量表
FAS	疲劳评价量表
FES	功能性电刺激
FIS	疲劳影响量表
FOOD	喂养还是普通膳食
FSS	疲劳严重程度量表
GAD–7	广泛性焦虑症 –7 量表
GCS	格拉斯哥昏迷量表
HADS	医院焦虑和抑郁量表
HAMA	汉密尔顿焦虑量表
HHT	遗传性出血性毛细血管扩张症
HPA	下丘脑 – 垂体 – 肾上腺
HS	化脓性汗腺炎
IASP	国际疼痛研究协会
ICH–APS	自发性脑出血相关性肺炎评分
ICSD–3	《睡眠障碍国际分类（第 3 版）》
ICU	重症监护病房
IL	白介素
IP	色素失禁症
IQCODE	老年认知功能减退知情者问卷
IRLS	国际 RLS 严重程度评定量表
LARS	里尔淡漠评定量表
MA	烟雾血管病
MAES	修订情感淡漠评定量表
MCI	轻度认知障碍
MDT	多学科团队
Mini–Cog	简易认知评估量表
MMSE	简易精神状况检查量表

MNA	简易营养评估工具
MoCA	蒙特利尔认知评估量表
mPICA	小脑后下动脉内侧支
MQ	马斯特里赫特问卷
MRI	磁共振成像
mRS	改良 Rankin 量表
MSLT	多次睡眠潜伏期试验
MSQ	Mayo 睡眠问卷
MUST	营养不良通用筛查工具
NCD	神经皮肤疾病
NF1	1 型神经纤维瘤病
NIHSS	美国国立卫生研究院卒中评分
NINDS	美国国立神经疾病与卒中研究院
NINDS–CSN	美国国立神经疾病和卒中研究院 – 加拿大卒中网
NMDAR	N– 甲基 –D– 天冬氨酸受体
NPI	神经精神量表
NREM	非快速眼动睡眠
NRS	数字评定量表
NRS2002	营养风险筛查 2002
NSP	营养支持专业人员
NT–proBNP	N– 末端 B 型利钠肽前体
NUTRIC	危重症营养风险
OCS	牛津认知筛查
OCST	睡眠中心外监测
OSA	阻塞性睡眠呼吸暂停
PAN	结节性多动脉炎
PCT	降钙素原
PEG	经皮内镜胃造瘘
PHQ–9	病人健康问卷抑郁量表
PICA	小脑后下动脉
PIVC	顶 – 岛前庭皮质
PLMD	周期性肢体运动障碍
PLMS	睡眠中周期性肢体运动
POMS	心境量表
PPPD	持续性姿势 – 知觉性头晕

PSCI	卒中后认知障碍
PSG	多导睡眠监测
PSP	卒中后疼痛
PSQI	匹兹堡睡眠质量指数
PSSP	卒中后肩痛
PXE	弹力纤维假黄瘤
QoL–RLS	不宁腿综合征生活质量问卷
RBD	快速眼动睡眠行为障碍
RBD1Q	快速眼动睡眠行为障碍单问卷筛查
RBDSQ	快速眼动睡眠行为障碍筛查问卷
REM	快速眼动睡眠
RERAs	呼吸努力相关性觉醒
RLS	不宁腿综合征
rTMS	重复经颅磁刺激
S100β	钙结合蛋白 β
SAP	卒中相关性肺炎
SAPIM	卒中后营养标准化管理
SAS	焦虑自评量表
SCA	小脑上动脉
SGA	主观全面评价工具
SLE	系统性红斑狼疮
SNRI	去甲肾上腺素再摄取抑制剂
SS	Sneddon 综合征
SSD	卒中相关睡眠障碍
SSRI	5–羟色胺选择性重摄取抑制剂
SVS	卒中相关前庭症状
SWS	Sturge–Weber 综合征
TENS	经皮神经肌肉电刺激
TIA	短暂性脑缺血发作
TNF	肿瘤坏死因子
UUN	尿素氮
VAS	视觉模拟评分法
VCI	血管性认知障碍
VISTA	虚拟国际卒中试验档案
VRS	口头评分量表

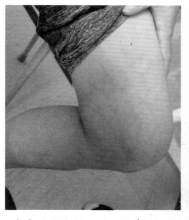

患者左腿内侧可见网状青斑。

彩插 1　Sneddon 综合征皮肤病变

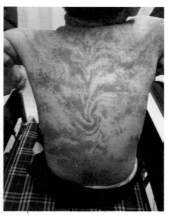

彩插 2　色素失禁症

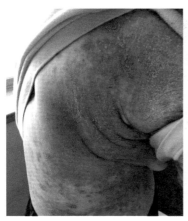

患者躯干四肢泛发的红斑、丘疹、
鳞屑。

彩插 3　特应性皮炎

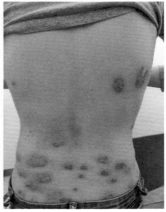

患者腰骶部典型的红斑鳞屑性
皮损。

彩插 4　寻常型银屑病

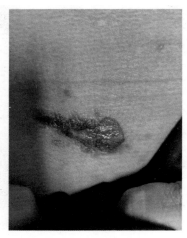

天疱疮表现为顽固性糜烂，注意周围典型的新发水疱。

彩插5 老年天疱疮

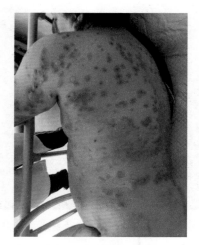

彩插6 大疱性类天疱疮